Heidi Grund-Thorpe

Knaurs Farb- und Stilberatung

Für sie

W0250955

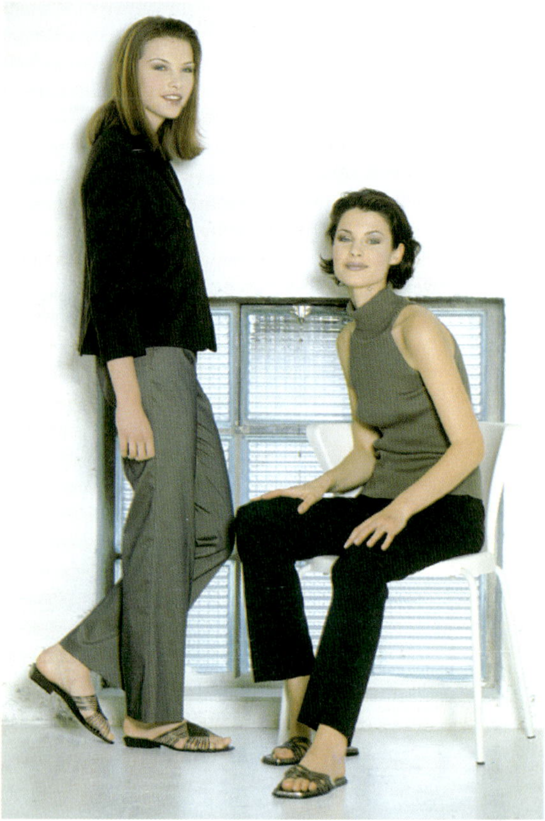

Heidi Grund-Thorpe

Knaurs
Farb- und Stilberatung

Für sie

Inhalt

Der perfekte Auftritt

Manche behaupten: »Stil hat man oder man hat ihn nicht.« Ich bin der Meinung, man kann alles erlernen, und wenn man in der Lage ist, fremde Sprachen, mathematische Formeln und physikalische Gesetze zu erlernen, ist es doch ein Vielfaches leichter, herauszufinden, wie Sie sich selbst ins beste Licht rücken. So manch alte Gewohnheit, die Sie im Laufe des Buches als kleinen Fehltritt erkennen, werden Sie mit leichtem Herzen über Bord werfen, wenn Sie merken, dass Sie ganz offensichtlich ohne den karierten Blazer oder das Baskenmützchen weitaus besser aussehen.

Nicht nur im Beruf zeichnet sich die Frau von heute durch Kompetenz aus, sie bestimmt auch selbstbewusst über ihr Aussehen und damit ihr Befinden – denn nur wer sich in seiner Haut rundum wohl fühlt, hat ein sicheres und überzeugendes Auftreten.

Zuerst erfahren Sie etwas über Farben, Farbkombinationen und -harmonien; schließlich umgeben uns Farben von der Geburt bis zum Tod, immer und über-

all. Vielleicht wissen Sie bereits, dass Farben Stimmungen beeinflussen und sogar das Kälte- bzw. Wärmeempfinden steuern können.
Im Verlauf des Buches erfahren Sie, welcher Farbtyp Sie sind, und zwar nicht durch Ihre persönlichen Vorlieben, sondern vom Ton Ihrer Haut- und Haarfarbe her. So können Sie in Zukunft ganz gezielt Ihre Garderobe in Ihren Farben einkaufen und vermeiden kostspielige und letztlich unbefriedigende Fehlkäufe. Ergänzt wird die Farbberatung von der Stilberatung. Sie müssen nun nicht befürchten, dass Sie Ihren Kleiderschrank komplett entleeren sollen, um Ihren Stil mit den passenden Farben umzusetzen. Sie erhalten Vorschläge, wie Sie mit einer bereits vorhandenen Basisgarderobe und sinnvollen Neuerwerbungen schrittweise das angestrebte Ziel erreichen.
Am Ende werden Sie sich wie neu geboren fühlen als eine »Frau mit Stil«, die eine absolut fantastische, von vielen beneidete Ausstrahlung besitzt.
Erinnern Sie sich, wie viel Spaß es Ihnen früher machte, sich selbst zu verändern und neu zu entdecken? Probieren Sie es doch einfach einmal wieder aus!

Farbharmonien

In dem Moment, in dem wir »das Licht der Welt« erblicken, sind wir auch von Farben umgeben. Nur mithilfe des Lichtes können unsere Sehorgane Farben unterscheiden. Fälschlicherweise zählen wir auch Schwarz und Weiß zu den Farben, während Fachleute sie als Hell- und Dunkelwerte bezeichnen. Reines Weiß reflektiert das Licht vollständig, Schwarz schluckt das Licht komplett. Alle Töne, die zwischen Weiß und Schwarz auf der Farbskala liegen, absorbieren unterschiedlich viele Lichtstrahlen, die das menschliche Gehirn in einem komplexen Prozess zu Farbempfindungen weiterverarbeitet.

Etwa 7 Millionen Lichtsinneszellen auf der Netzhaut unserer Augen, die so genannten Zapfen, ermöglichen das Farbensehen.

Dank dieser stark vereinfachten Theorie wird verständlich, dass Farben als Sinneseindrücke von der individuellen Wahrnehmung des Betrachters abhängen. Dadurch lässt sich die Ungereimtheit erklären, dass eine Betrachterin Türkis den blauen Farben zuordnet und eine andere es zu den grünen zählt.

Eine Flut an Farben

Egal, wo Sie sich befinden, Farben sind überall. In Ihrer Wohnung, Ihrem Arbeitsbereich, dem Getränk in Ihrem Glas, den Blumen im Garten – eine regelrechte Flut an Farben umgibt uns. Zum Glück sind wir von der Natur mit einem Gefühl für passende Farbkombinationen ausgestattet worden. Das zeigt sich darin, dass Sie bestimmte Zusammenstellungen als harmonisch, andere als aggressiv wahrnehmen.

Farbzusammenstellungen in der Natur empfinden wir immer als äußerst harmonisch, denken Sie einmal an die Rot-, Braun- und Grüntöne eines Herbstwaldes oder die Farben eines Sonnenaufgangs in allen Rot-, Gelb- und Blauschattierungen. Niemals kämen Sie auf die Idee zu sagen, das reflektierende Rosé der Wolken passe nicht zum strahlenden Orange der Sonne. Farben, die von Menschenhand zusammengestellt sind, können dagegen leicht irritieren, wenn sie nicht gekonnt kombiniert werden. Manchmal sind diese Effekte gewollt, oft sind sie auch unbeabsichtigt. Wenn ein Designer bestimmte Farbgesetze nicht befolgt hat, erweisen sich Kleidungs- wie Möbelstücke schnell als Ladenhüter, denn keiner fühlt sich wohl damit.

Welche Farben harmonieren?

Betrachten Sie dazu den einfachen Farbkreis auf der nächsten Seite. Die Grundfarben sind Blau, Rot und Gelb. Diese Farben lassen sich nicht durch Mischungen herstellen, es sind reine Farbpigmente. Zwischen Blau und Rot liegen alle Violetttöne, zwischen Rot und Gelb alle Nuancen von Orange und auf der Skala von Gelb nach Blau alle Arten von Grün.
Besonders harmonisch sind Farben, die nebeneinander liegen. Eine extreme Steigerung der Farbwirkung wird durch Kombinationen von Farben erreicht, die einander gegenüberliegen, wie z. B. Orange mit Blau. Die von der Natur vorgegebenen Farben harmonieren immer. Das gilt auch für die ganz persönliche Haut- und Haarfarbe eines Menschen.

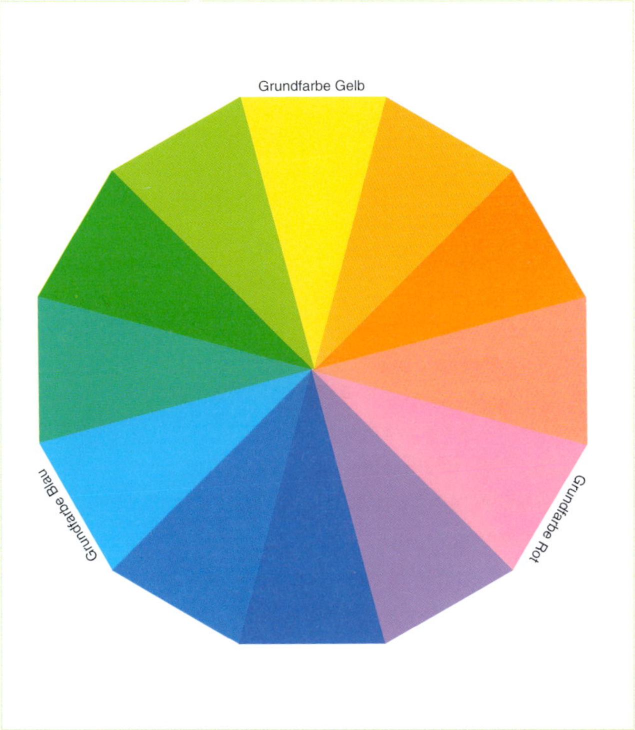

Der Farbkreis mit den Grundfarben Rot, Blau und Gelb und einigen dazwischenliegenden Farbtönen.

Woher kommen unsere Farben?

Die Hauttönung wird vom Melanin, dem Farbstoff der Pigmentzellen, und vom Hämoglobin, dem roten Blutfarbstoff erzielt. Melanin beeinflusst die individuelle Bräunung der Haut unter Sonneneinstrahlung, Hämoglobin wirkt auf den Rotton Ihrer Haut ein. Das Mischungsverhältnis von Melanin und Hämoglobin bestimmt bei jedem Menschen, ob der Grundton der Haut eher bläulich kühl oder warm und golden ist.

Ihre Augenfarbe stammt aus derselben Farbskala wie Ihr Hautton, denn andere Farben erzeugt Ihre Mischung aus Melanin und Hämoglobin nicht. Oft zerstören wir selbst diese natürliche Harmonie, indem wir uns von modischen Tendenzen leiten lassen. Wählen Sie etwa eine Bluse in blaustichigem Rot zu Ihrem gelbgoldenen Hautton, gerät der Einklang Ihrer Farben aus dem Gleichgewicht, und der Gesamteindruck wird empfindlich gestört.

Natürlich stellt sich die Frage, warum uns solche Fehler unterlaufen, obwohl wir doch einen angeborenen Sinn für die Zusammenstellung von Farben haben.

Farbvorlieben

Der Hauptgrund, warum wir uns selbst manchmal mit Farben umgeben, die nicht zu uns passen, ist der, dass jeder bestimmte Farbvorlieben hat. Leider entsprechen diese Favoriten nicht immer den Farben, die mit unseren Grundtönen harmonieren. Eine zitronengelbe Bluse, von der Sie magisch angezogen werden, weil die Farbe eine gute Stimmung bei Ihnen auslöst, kann Ihren warmen Hautton vollkommen krank aussehen lassen. Lieben Sie dagegen warmes Braun oder Olivgrün, haben aber einen eher kühlen Teint, wirken Sie in diesen Farben blass und abgespannt.

Alle Farben haben eine bestimmte Wirkung: frisch und heiter wie Gelb und Orange oder beruhigend wie Grün.

Wunsch und Wirklichkeit

Eine große Rolle bei der Auswahl von Farben spielt natürlich auch die Beinflussung durch die Mode. Überall hängen in den Geschäften und Boutiquen die aktuellen Modefarben, man wird mindestens zweimal im Jahr von den neuesten Trends wie von einer Welle erfasst und manchmal auch davon überrollt. Diktiert der Trend für die Herbstmode Messing und Oliv, dazu ergänzend warme Brauntöne in allen Schattierungen, so ist das sicher eine ansprechende Kombination, die Sie vielleicht dazu verführt, zu diesen Farben zu greifen, auch wenn Ihnen eher kühle Farben stehen.

Farbvorlieben ändern sich im Laufe des Lebens, die Grundtöne der Haut bleiben jedoch immer bestehen.

Dazu kommt, dass es ungeheuer schwierig ist, sich ein objektives Bild von sich selbst zu machen. Wie einst in der Teenagerzeit können Sie sich stundenlag vor dem Spiegel drehen, mit und ohne Make-up, mal leger in Jeans, mal sexy mit schöner Unterwäsche, und wissen trotzdem nicht, wie Sie wirklich aussehen.

Blockiert wird die ojektive Wahrnehmung zum einen von festen Vorstellungen, wie man gerne aussehen würde – nicht selten geprägt von Vorbildern aus Medien und Werbung. Andererseits hegen Sie vielleicht eine Abneigung gegen gewisse ererbte Merkmale, die Sie am liebsten gar nicht sehen möchten.

Farben und Stimmungen

Im Laufe des Lebens ändern sich unsere Vorlieben für bestimmte Farben. So ist erwiesen, dass Kinder besonders gerne Rot- und Gelbtöne mögen, weil diese eine gewisse Geborgenheit vermitteln. Später stellt sich ein Wechsel zu Blau und Grün ein, und oft kommt in der Pubertät der Griff zu Schwarz, um sich abzugrenzen und den Ablösungsprozess zu betonen. Bei Erwachsenen hat sich die Lieblingsfarbe meistens eingependelt. Selten wechselt sie vollständig, häufig handelt es sich nur um eine Variation in den Tönen, nicht aber in der Grundfarbe. Im Alter ziehen die meisten Menschen Pastelltöne vor, die zu natürlich ergrauten Haaren auch viel besser passen.

Die Farbe der Kleidung ist auch ein geeignetes Mittel, unsere gegenwärtige Stimmung auszudrücken. Das ist vollkommen in Ordnung, denn Sie sollten auf keinen Fall ein Dogma aus dem Wissen machen, das Sie sich hier erwerben. Wenn Sie sich an bestimmten Tagen besser in einer Farbe fühlen, die Ihnen eigentlich »nicht steht«, dann tragen Sie diese ruhig, denn entscheidend ist, dass Sie sich wohl fühlen.

Farben und Farbtypen

Wie Sie bereits gelesen haben, unterscheidet man warme und kalte Farben. Je nach Ihrer natürlichen Farbgebung harmoniert dann eher die eine oder die andere Gruppe mit Ihrem Aussehen. Wir werden noch sehen, wie Sie Ihren persönlichen Farbtyp herausfinden können – wichtig ist zunächst festzustellen, dass abgesehen von wenigen Ausnahmen die meisten Farben in beiden Varianten vertreten sind. Sie müssen also nicht enttäuscht feststellen: »Rot steht mir ja gar nicht«, sondern es handelt sich meist nur um eine Frage der Abstufung. Haben Sie sich einmal an die »warme« oder »kalte« Interpretation Ihrer Lieblingsfarbe gewöhnt, werden Sie durch ganz neue Kombinationsmöglichkeiten belohnt – und sicherlich auch mit dem einen oder anderen Kompliment über Ihr gutes Aussehen. Schulen wir also zunächst unseren Blick für »Warm« und »Kalt«.

Vergleichen Sie die obere und die untere Reihe der unten stehenden Abbildung. Unter dem oberen »warmen« Feld liegt jeweils ein Gegenstück, das mit »kühlen« Farben abgetönt ist. Wie Sie sehen, kommt es nur auf die Nuance an, denn in beiden Feldern sind Rot-, Grün- und Blautöne vertreten. Sie unterscheiden sich lediglich durch ihre Beimischung. Generell kann man für alle, auch nicht hier abgebildete Töne sagen: Warme Farben entstehen durch einen Mix mit Gelb oder Rot beziehungsweise beiden Farben, kühle dagegen sind immer mit Blau vermischt.

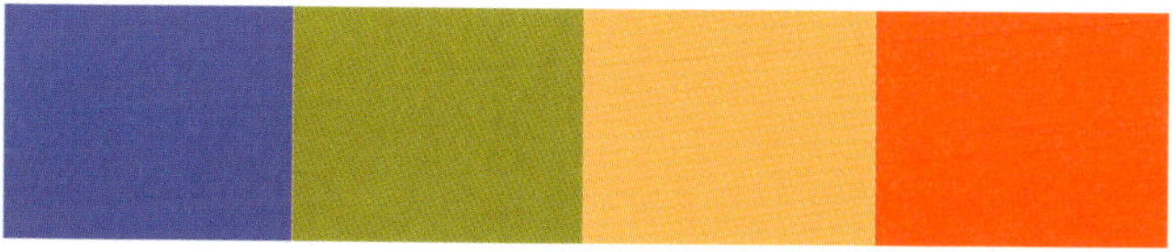

Die oberen Farbfelder sind warm, also mit Rot oder Gelb abgetönt, die unteren wirken durch den Blauanteil kühl.

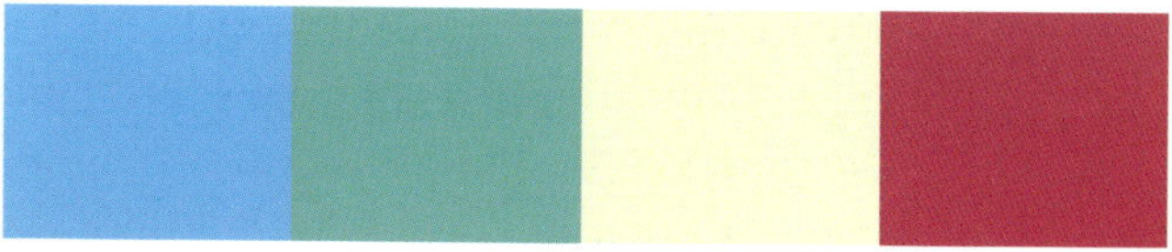

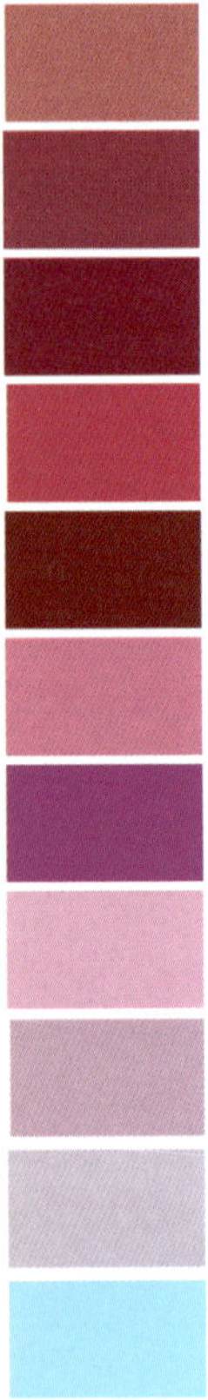

»Kalte Farben«

In den nebenstehenden Farbskalen sehen Sie verschiedene Varianten kalter Farbtöne. In dieses Spektrum gehören viele pastellige und pudrige, rauchige und so genannte eisige Farben. Sollte sich nach dem Studium der nächsten Seiten herausstellen, dass Sie ein Sommer- oder Wintertyp sind, dann sind dies die Farben, die am besten zu Ihnen passen, auch wenn sie Ihnen jetzt noch ungewohnt oder fremd erscheinen sollten.
Wenn Sie einige davon ganz mutig ausprobieren, werden Sie vielleicht überrascht feststellen, dass Ihnen auch Farben stehen, von denen Sie immer überzeugt waren, dass sie völlig ungeeignet wären.
Abgesehen von gesellschaftlichen Einflüssen und modischen Trends hängt diese Fehleinschätzung häufig vom Urteil anderer ab. Das fängt bei der Mutter an, die ihre Tochter lieber in gedeckte konservative Töne hüllt,

damit sie ja nicht auffällt, bis zur besten Freundin, die angeblich den »absoluten« Geschmack in Modedingen hat. Aber auch die sieht Sie nur durch ihren eigenen »Filter«. Mag sein, dass sie für sich selbst das Richtige wählt, aber übertragen lässt sich das meistens nicht, es sei denn, Sie gehören beide dem gleichen Farbtyp an.

Wie wir noch sehen werden, kann jeder Farbtyp so seriös oder peppig, so modisch oder konservativ auftreten, wie es ihm behagt. Es kommt lediglich auf die kluge Kombination der Farbvarianten untereinander an.

Wenn Sie erst einmal gemerkt haben, dass Sie mit einigen Farben gut, aber mit anderen absolut klasse aussehen, können Sie sicher sein, dass sich das auch auf Ihr ganz persönliches Wohlbefinden auswirkt. Zum Spektrum der geeigneten Farben gehören natürlich alle Farben, die Sie direkt umgeben, also der Kleidung, des Make-ups und vor allem auch Ihrer Haare.

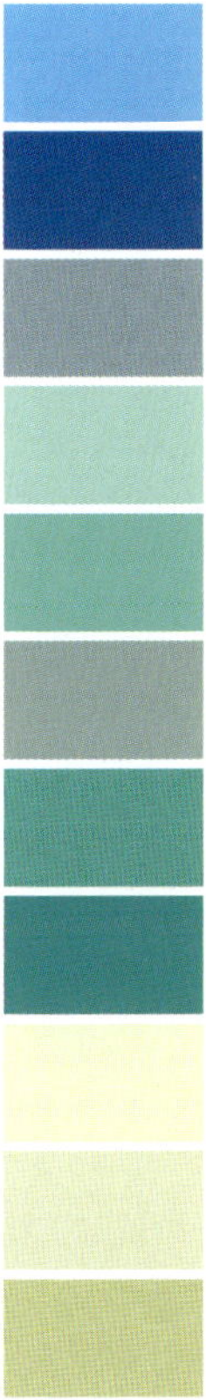

»Warme Farben«

Auch bei der Skala der warmen Farbtöne ist aus jeder Farbe etwas dabei, entscheidend sind auch hier die feinen Nuancen. Sie sehen, dass Sie weder auf Grün mit Abstufungen von Oliv bis Maigrün, noch auf Blau, das immer einen rötlichen Stich zu Violett oder Flieder aufweist, verzichten müssen. Optimal sind natürlich die Gelb- und Rottöne, aber auch hier ist immer wichtig, dass sie aus Mischungen von Gelb und Rot bestehen. Eine weitere Variante jedes einzelnen Farbtons entsteht durch das Aufhellen mit Weiß, durch das Verblassen mit Grautönen bis zum Verdunkeln mit Schwarz.

Das klingt jetzt etwas kompliziert, und vielleicht fragen Sie sich, wie Sie beim Einkauf eines Kleidungsstücks denn jemals den richtigen Farbton herausfinden sollen – keine Angst, mit etwas Übung werden Sie absolut treffsicher in Ihrer Beurteilung!

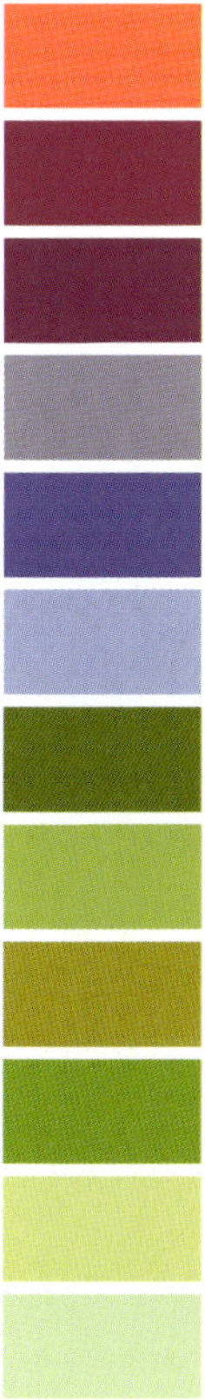

Die Einteilung in kalte und warme Farben ist die wichtigste Grundregel für die farbliche Zusammenstellung Ihrer Garderobe.
Natürlich wirkt eine Frau, der warme Farben stehen, mit Tönen aus der »kalten« Palette nicht etwa hässlich – aber wer möchte nicht gerne so optimal wie möglich aussehen? Und dieses Ziel erreichen wir eher, wenn wir typgerechte Farben wählen.
Natürlich trägt auch eine gepflegte Gesamterscheinung viel dazu bei, Ihre persönlichen Vorzüge ins rechte Licht zu rücken.
Erst wenn Ihr Aussehen von der harmonischen Ausstrahlung Ihres Gesichtes lebt und nicht von der Bekleidung dominiert wird, haben Sie zu der richtigen Farbskala gegriffen. Letztendlich ist es sicher wichtiger, dass Ihre ganz persönlichen Merkmale wie strahlende Augen oder ein schön geschwungener Mund Ihre Gesprächspartner beeindrucken als ein topmodisches Outfit, dessen Trägerin jederzeit austauschbar ist.

Einteilung nach Jahreszeiten

Wie so vieles kommt die Idee der Farbberatung mit der Gliederung in Frühlings-, Sommer-, Herbst- und Wintertyp aus den USA. Sie hat allerdings nichts mit dem Monat, in dem Sie geboren sind, zu tun. Die Einteilung ist trotzdem nahe liegend, denn wenn Sie die Farben der Natur im Wechsel der Jahreszeiten betrachten, so zeigen diese jeweils ganz charakteristische Farbtöne.

Die Farben von Frühling bis Winter

Nach ihren vorherrschenden Farbnuancen sind Frühling und Herbst die warmen, Sommer und Winter die kühlen Jahreszeiten.

Stellen Sie sich einmal eine Landschaft im Frühling vor, mit dem sanften, aber frischen Grün der Wiesen und den vielen Frühlingsblumen, die ganz klare Farben haben, aber auch die Wärme der Sonne widerspiegeln, die das Leben in der Natur nach dem Winterschlaf neu erweckt. Diese Farben haben eine leichte und warme Tönung, ganz im Gegensatz zu den zwar ebenfalls warmen, aber kräftigen Nuancen des Herbstes. In dieser Jahreszeit spielen erdige Braun- und Goldtöne eine größere Rolle. Die Blätter treten den Wechsel vom dunklem Grün zum Farbspiel in allen Rot-, Orange- und Brauntönen an. Späte Früchte leuchten in sattem Violett. Die Sommerzeit beschert uns mattere und kühle Farben. Die Sonne lässt viele Blumen und auch Blätter verblassen, es liegt ein leichter Dunst in der Luft. Im Sommer gibt es besonders viele blaue Blumen im Garten. In ebenso vielen Abstufungen schillern die Grautöne an Gräsern und Edeldisteln. In einer Winterlandschaft überbietet sich die Natur in ihren Kontrasten: Weißer Schnee, ein kräftiger blauer, aber eiskalter Himmel und die kahlen Äste der Bäume stechen voneinander ab. Die Nadelbäume und immergrünen Pflanzen wirken durch die kühle Umgebung intensiver. Entsprechend können die meisten Menschen von ihrer natürlichen Farbgebung, dem Grundton ihrer Haut und Haare, in vier Farbtypen eingeteilt werden.

Die Farbtypen spiegeln die Farben wider, die in der Natur zu dieser Zeit vorherrschen.

Der Frühlingstyp

Frauen, die zu diesem Typ gehören, haben immer etwas Zartes und Zerbrechliches an sich, egal, wie groß oder athletisch sie sind.

- Ihre Haut hat einen gelblichen bis goldenen Unterton, sie ist im Grundton sehr blass und wirkt leicht transparent.
- Röten sich die Wangen, was recht häufig passiert, ist der Farbton pfirsichfarben-rosig.
- Eventuelle Sommersprossen haben immer einen goldfarbenen Ton.
- Frühlingstypen bräunen sehr leicht, die Bräune ist aber immer rötlich gold, niemals olivfarben getönt.
- Die Skala der möglichen Haarfarben reicht von Gelbblond, Flachsblond, Rotblond bis hin zu warmem Hell- oder Goldbraun.
- Wimpern und Augenbrauen weisen einen rötlich goldenen Unterton auf.
- Die Augen sind klar und hell, graugrün oder hellbraun, meist liegen sie auf einer breiten Blaupalette, zum Teil mit goldfarbenen Einsprengseln.

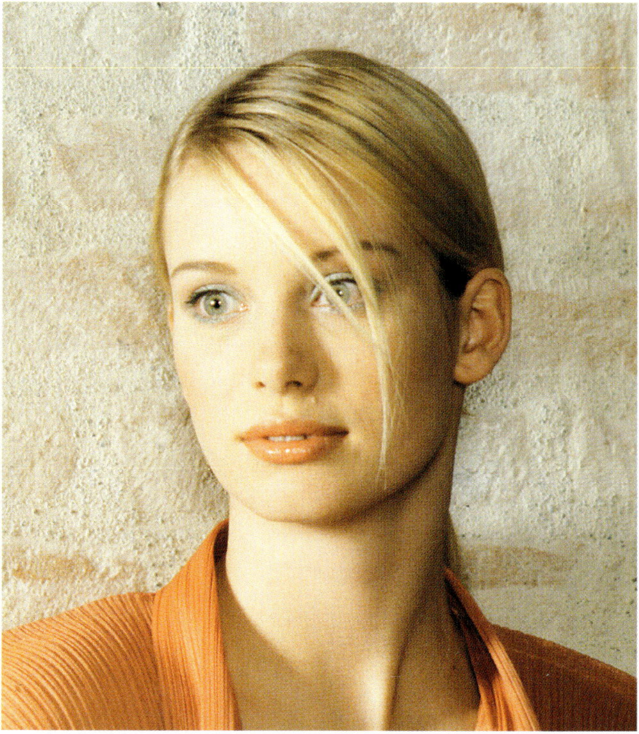

Der zerbrechlich wirkende Frühlingstyp mit der warmen Farbpalette, die ihm sein goldener Grundton verleiht.

Der Sommertyp

Frauen in den nördlicheren Breitengraden gehören häufig zu diesem variantenreichen Farbtyp, der manchmal etwas schwierig einzuordnen ist.

- Ihre Haut hat meist einen bläulich-kühlen Unterton mit rosig durchschimmernden Gefäßen, aber auch sehr blasse und hell-olivfarbene Haut kann beim Sommertyp vorkommen.
- Sommersprossen sind meistens grau- oder aschbraun, niemals goldbraun, ebenso die Augenbrauen.
- Hat der Sommertyp nicht einen ausgesprochenen Porzellanteint, dann bräunt er relativ leicht, aber nur bis zu einem hellen Haselnusston.
- Die Haare geben bei vielen Sommertypen Anlass zu Farbexperimenten, da sie einen als langweilig empfundenen Aschton haben, der sich aber mit platin- oder silberfarbenen Strähnen wunderbar aufpeppen lässt.
- Die Augenfarben sind kühl, viele Blautöne sind darin zu finden von Graublau bis Blaugrün, manchmal aber auch Haselnussbraun.

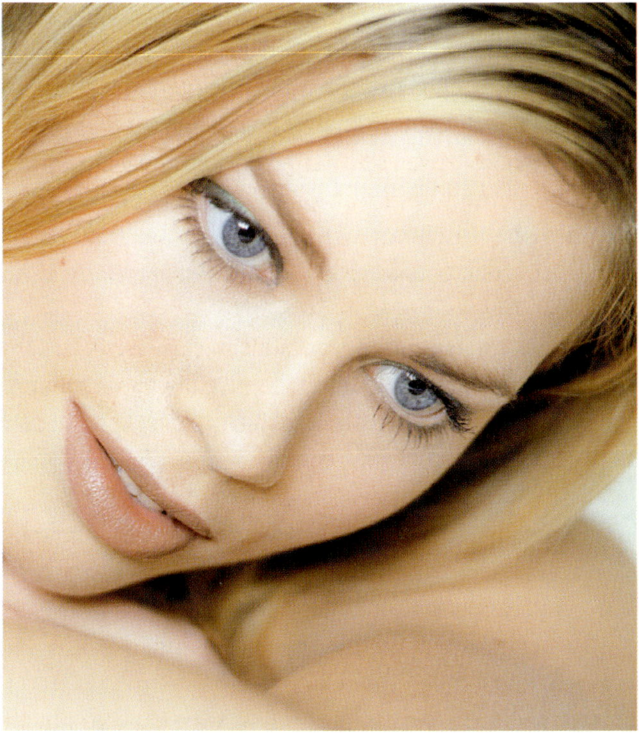

Der Sommertyp hat eine perlmuttern schimmernde Farbskala, die stark von kühlen Blautönen geprägt wird.

Der Herbsttyp

Haar und Teint der Herbsttypen haben immer einen warmen, goldenen bis rötlichen Schimmer. Kennzeichnend gegenüber dem Frühlingstyp ist, dass sie nie ein natürliches Wangenrot haben.

- Bei einem helleren Hautton ist der Teint gleichmäßig und elfenbeinfarbig, ein dunklerer Teint ist eher rotgold getönt, Sommersprossen sind häufig.
- In der Sonne bekommt der hellhäutige Typ sehr schnell einen Sonnenbrand, der dunkelhäutige wird dagegen eher »indianerrot«.
- Braune Haare haben immer einen warmen Honigton, egal, ob sie hell oder dunkel sind.
- Auch rote Haare sind immer auf der warmen Farbskala zu finden, Karotten- bis Kupfer- und Kastanienrot kommen vor.
- Die Haarfarbe war in der Kindheit ähnlich, ist vielleicht nur etwas nachgedunkelt.
- Die Augen sind klar und strahlen mit ganz intensiven Tönen, ebenfalls vom hellsten bis dunkelsten Braun, manchmal mit goldenen Flecken.

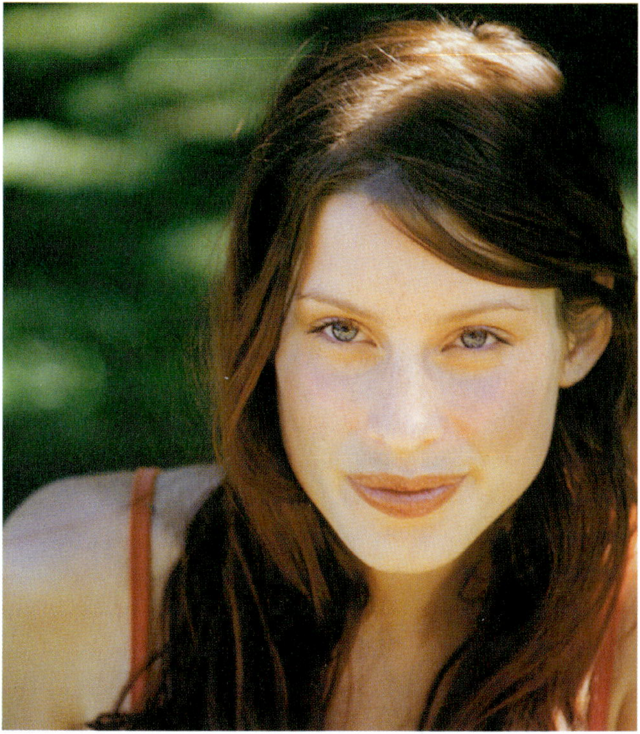

In den warmen Rot- und Goldtönen des Herbsttyps spiegeln sich die Farben dieser Jahreszeit deutlich wider.

Der Wintertyp

Haut, Haare und Augen bilden hier extreme und klare Kontraste, wobei auch dunkle Farben immer auf der kühlen Farbskala liegen. Die meisten Südländerinnen, Asiatinnen und Frauen mit schwarzer Hautfarbe zählen ebenfalls zum Wintertyp.

- Beim hellen Wintertyp wirkt die Haut porzellanartig und kühl, in der Sonne wird sie überhaupt nicht oder nur leicht gebräunt.
- Dunklere Hauttypen zeigen einen kühlen, leicht olivfarbenen Unterton und bräunen schnell.
- Sommersprossen, die selten vorkommen, haben immer einen grauen Unterton.
- Die Haare sind dunkelbraun im kühlen Bereich bis blauschwarz, ebenso Wimpern und Augenbrauen.
- Sind die Haare hell, bilden sie trotzdem immer einen deutlichen Kontrast zur Haut.
- Die Augenfarben heben sich klar und kontrastreich vom Augenweiß ab, meistens ist die Iris intensiv blau, grün, kühl-grau oder dunkelbraun bis schwarzbraun.

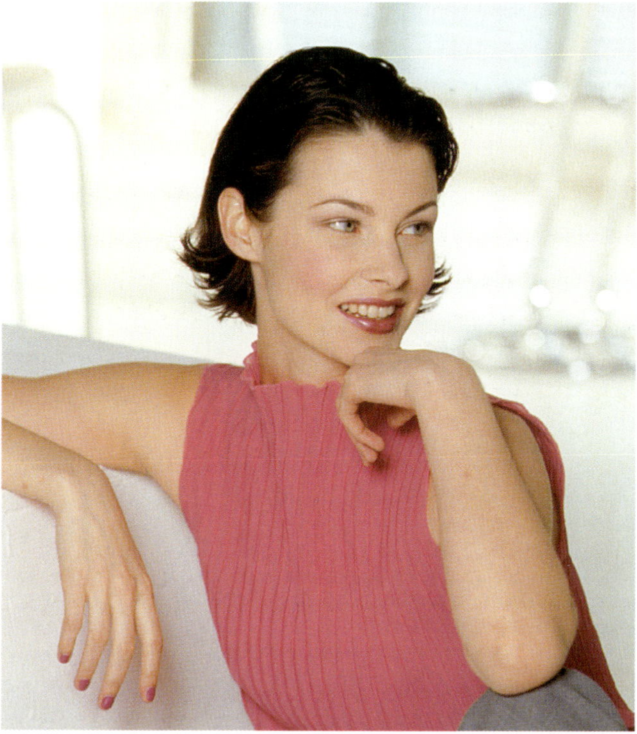

Dem Wintertyp steht aufgrund seiner klaren Kontraste ein Schuss Extravaganz besonders gut.

Test
Wie finde ich meinen Farbtyp?

Haut, Haare und Augen sind der Ausdruck Ihrer Persönlichkeit und bestimmen damit auch Ihren ganz persönlichen Farbtyp. Vielleicht ist Ihnen beim Durchlesen der vorhergehenden Seiten schon klar geworden, welcher Gruppe Sie prinzipiell angehören, also der der warmen oder kühlen Farbtypen. Sie gehören zu den Ausnahmen, wenn Sie sich bei den Jahreszeitentypen sofort eindeutig wiedergefunden haben. Meistens werfen die Beschreibungen zunächst eher einige Fragen als Antworten auf.

Sind meine Haare eher rötlich als aschig? Diese Frage können Sie bejahen, wenn Ihre Haare auch ohne direkte Sonneneinwirkung rötlich schimmern.

Entscheidend: der Grundton Ihrer Haut

Ist Ihre Haut warmgolden getönt, oder hat sie einen kühlen, bläulichen Unterton? Das lässt sich dann beantworten, wenn Sie den folgenden einfachen Test mit einem warmen und kühlen Roséton machen.

Dazu kaufen Sie sich im Schreibwaren- oder Bastelladen zwei Bögen Tonpapier, möglichst in Größe A3, es geht aber auch A4. Noch besser ist es natürlich, wenn Sie Kleidungsstücke in den Farben haben, sie dürfen aber nicht zu sehr von den beiden Rosétönen abweichen (→ Farbtafeln Seite 34 und 35).

Der Frische-Test

Zum Testen, welche der beiden Farben Sie besser aussehen lässt, ist ein heller Platz mit Tageslicht, aber ohne direkte Sonneneinstrahlung geeignet, am besten in einem Zimmer mit Nordfenster. Künstliches Licht, ob von Neon-, Halogen- oder Glühlampen, verfälscht das Ergebnis.

Setzen Sie sich in einem weißen T-Shirt oder Kittel vor einen möglichst großen Spiegel. Wichtig ist, dass das Weiß nicht gelblich oder bläulich getönt ist. Sind Ihre Haare gesträhnt oder gefärbt, dann kämmen Sie sich diese ganz fest aus dem Gesicht.

Nun halten Sie eines der beiden Tonpapiere direkt unter Ihr Kinn, und beobachten Sie dabei gleichzeitig im Spiegel, wie sich Ihr Gesicht verändert. Wirkt es

Warmes Rosé oder Apricot ist mit Gelb abgetönt.

frisch und gesund oder aber müde und leicht abgespannt? Betrachten Sie sich eine Zeit lang, dann nehmen Sie den anderen Bogen und stellen sich dabei die gleichen Fragen. Wichtig ist, dass Sie Ihr Gesicht im Spiegel betrachten, nicht das Papier selbst. Vermeiden Sie auch, Ihre Vorlieben bzw. Abneigungen gegen eine oder beide Farben mit einfließen zu lassen. Getestet werden soll ganz wertfrei, ob Ihnen kalte oder warme Farben besser stehen. Wahrscheinlich werden Sie die obigen Fragen nicht sofort beantworten können, lassen Sie sich daher Zeit, und probieren Sie immer wieder im Wechsel die beiden Tonpapiere aus.

Vom Grundton zum Farbtyp

Haben Sie sich entschieden, ob Sie zur warmen oder kalten Farbgruppe gehören, dann schauen Sie sich bitte die Farbstreifen für die einzelnen Farbtypen auf den folgenden Seiten an. Zu den warmen Farbtypen zählen der Frühling und Herbst, zu den kalten der Sommer und Winter. Um hier die weiteren Unterschiede herauszuarbeiten, wäre es ideal, wenn Sie verschiedene Tücher oder Stoffreste in Farben, die auf den Farbstreifen verteten sind, zur Hand haben. Verfügen Sie nicht darüber, kaufen Sie am besten wieder Tonpapier, und zwar in den Farben, die sich am stärksten widersprechen.

Das sind z.B. beim Frühlings- und Herbsttyp Goldorange gegenüber kräftigem Lachsrosa und zartes Lindgrün gegenüber tiefem Olivgrün. Die Gegensätze des Sommer- und Wintertyps zeigen sich am klarsten bei einem Jeansblau oder rauchigen Blau gegenüber einem leuchtenden Royalblau. Sortieren Sie Ihre Kleidung entsprechend der Farbmuster, und probieren Sie aus, was Ihren Teint belebt und was ihn müde aussehen lässt.

Kühles Rosé oder Pink ist mit Blau abgetönt.

Diese Farben passen zu Ihnen

Wie wir bereits bei unseren Farbskalen auf den Seiten 18 bis 21 gesehen haben, fehlt trotz einer Einteilung in warme und kalte Töne keine der Grundfarben im Angebot für unsere vier Typen. Für einen harmonischen Eindruck kommt es nur auf ihre Mischung und Intensität an. Betrachten wir sie jetzt im Einzelnen.

Die Farben des Frühlingstyps

Helle und warme Farben kennzeichnen die Farbpalette des Frühlingstyps, alle stumpfen Töne fehlen auf seiner Skala. Die Hitliste wird angeführt von:

- Maigrün, Lind- und Apfelgrün
- Türkis und Aquamarinblau
- Kamelbraun, Creme und Beige
- Lachs, Apricot, Korallen- und Hummerrot
- Aubergine und Flieder

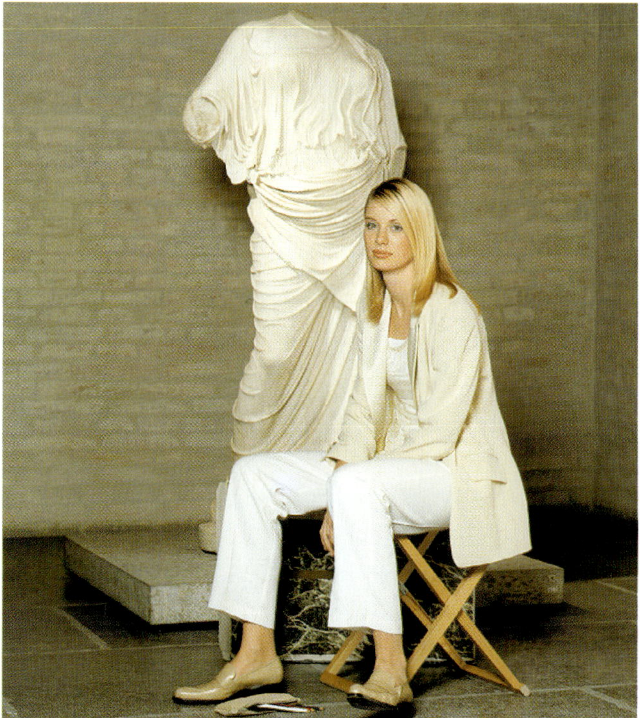

Der transparente Teint des Frühlingstyps wird durch zarte und heitere Farben in Kleidung und Make-up betont.

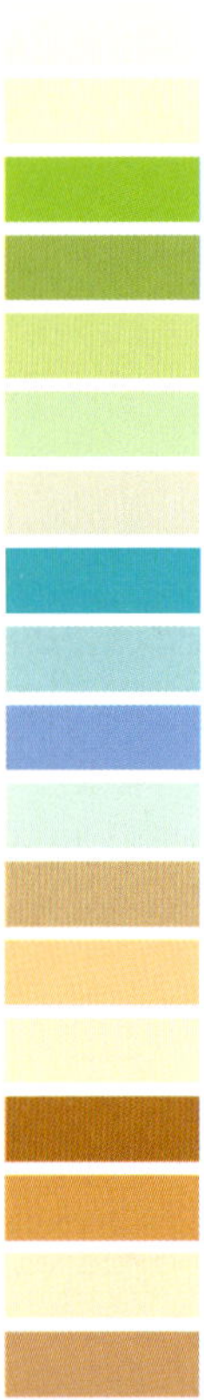

- ***Gelb*** Warmes, freundliches, aber helles Gelb ist ebenso vorteilhaft für Sie wie alle klaren Goldtöne.
- ***Grün*** Grüntöne, die wirken, als würde die Sonne durch sie hindurchscheinen, unterstreichen Ihren zarten Teint. Das Grün hat einen deutlichen Gelbstich.
- ***Blau*** Helle, klare Blautöne, denen viel Weiß beigemischt wurde, sind die besten. Alternativ sind die mit Rot abgemischten Violetttöne zu empfehlen.
- ***Braun*** Sehr elegant kleiden den Frühlingstypen die immer wieder aktuellen, klassischen Kamelhaartöne, edel kombiniert dazu Wollweiß und alle weichen Brauntöne.
- ***Weiß*** Apropos Weiß: Mit einem reinen Weiß wirkt ein Frühlingstyp leicht älter, dagegen betonen Cremeweiß und Eierschalenfarben Ihren Teint. Toll wirken diese Farben mit glänzenden Stoffen oder Nylon.
- ***Orange*** Vorsicht bei Orange! Sie sollten eher zu den sanfteren Mischungen greifen,

die mit Gelb abgetönt sind. Pfirsich harmoniert als Farbe optimal mit dem warmen Teint des Frühlingstyps.

- ***Rot*** Auch Ihre Rottöne sollten immer mit Gelb abgetönt sein, dabei aber klar und am besten in hellen Abstufungen gewählt werden. Korallenrot sollte der kräftigste Rotton sein, auch ein sanftes Hummerrot betont Ihren Typ.
- ***Violett*** Dunkles Violett sollten Sie mit der Ausnahme von Aubergine meiden. Ein heller, warmer Fliederton unterstreicht die Transparenz Ihrer Erscheinung ebenso wie ein zartes rötliches Lila.
- ***Schwarz*** Dieses sollten Sie, wenn irgend möglich, meiden, denn es »erschlägt« Ihre Erscheinung. Wenn es unbedingt sein muss, dann nur in geringen Mengen in einem Muster oder als Accessoire verwenden.
- ***Grau*** Ihre Graunuancen sollten stark mit Weiß oder Gelb abgemischt und immer sehr hell sein, dunkleres Grau wirkt zu schwer.

Kombinationen für die Basisgarderobe

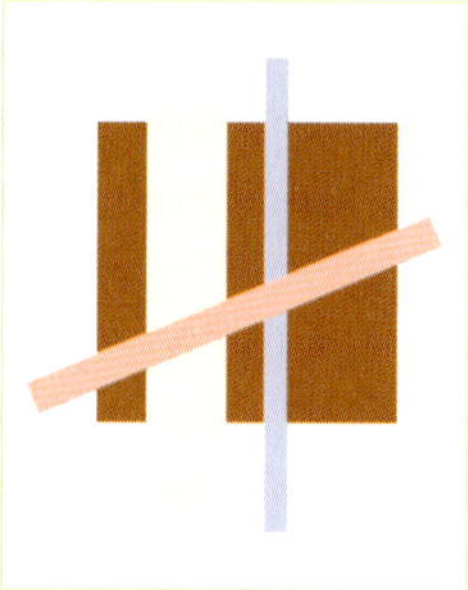

Kombination 1: Creme und Apricot zu Braun

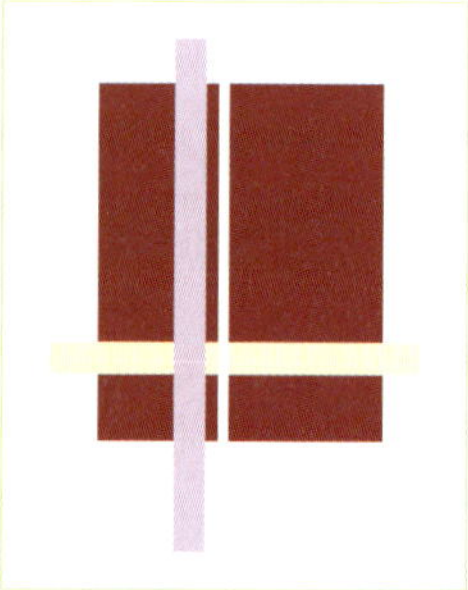

Kombination 2: Flieder, Creme und Aubergine

Leider greifen die meisten Frauen im Beruf zu dunkler Bekleidung, weil das häufig von der Männerwelt vorgelebt wird. Wenn Sie dieses Schema nicht durchbrechen möchten, dann sollte der Ton Ihres Anzugs oder Kostüms bestensfalls in Schokoladebraun oder in einem warmen Aubergineton gehalten sein, niemals in reinem Schwarz. Kombinieren sie zum Schokobraun cremeweiße oder apricotfarbene Oberteile. Frische erhält das Outfit durch gemusterte Schals oder Tücher in hellblauem Grundton.

Ein Anzug in warmem Aubergine wird durch eine Bluse in Vanillegelb ergänzt, besonders edel wirkt ein Shirt mit Mustern in Cremeweiß, Kamel und Flieder.

Probieren Sie aber auch für den Beruf eine hellere Kombination aus. Ganz klassisch, aber an Eleganz kaum zu überbieten ist ein kamelfarbenes Outfit. Hier fällt die Kombination ganz leicht, denn fast alle Töne Ihrer Palette ergänzen diese vielseitige Farbe hervorragend. Klassisch und sehr edel wirken Cremeweiß und Apricot, z. B. ein apricotfarbener Rock, ein kamelfarbener Blazer und ein Pulli in Cremeweiß. Gürtel und Handtasche sowie Schuhe dürfen hellbraun oder ebenfalls kamelhaarfarben sein.

Mutiger und auch von der jeweiligen Mode abhängig ist die Kombination mit Mai- oder Apfelgrün, getoppt von korallen- oder hummerroten Accessoires, etwa einer Kette, einem Gürtel und eleganten Schuhen passend zum Rock.

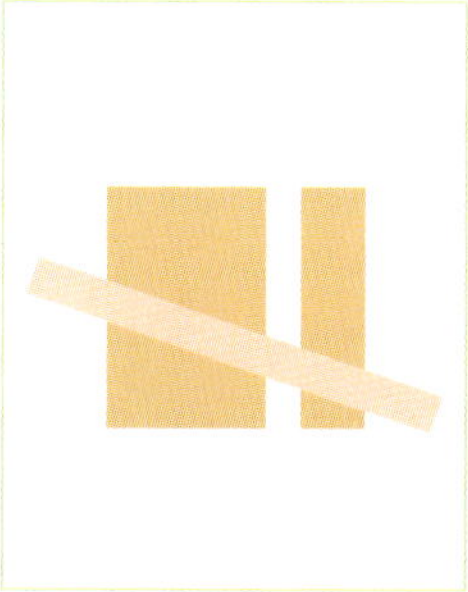

Kombination 3: Kamel mit Pastellfarben

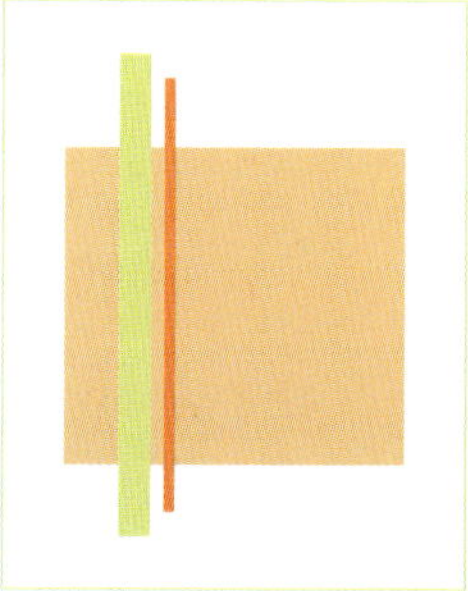

Kombination 4: Grün und Rot zu Hellbraun

Make-up-Farben

Den größten Fehler, den ein Frühlingstyp beim Make-up machen kann, ist der, sich »zuzukleistern«. Der leicht transparente Teint darf weder zu kontrastreich noch zu stark überdeckt werden. Lassen Sie sich nicht von der Mode verführen, sondern betonen Sie Ihren Farbtyp, Sie werden damit jeden betören.

Als Grundierung eignet sich ein warmer heller Ton, der ergänzt wird von einem apricot- oder pfirsichfarbenem Rouge. Betonen Sie die Wangen nur sanft, und vermeiden Sie harte Übergänge.

Der Lippenstift sollte die Farben des Rouges aufgreifen, er darf natürlich etwas stärker sein. Möchten Sie gerne mal eine kräftige Farbe für die Lippen, dann greifen Sie zu Hummer- oder Korallenrot, niemals zu einem bläulichen Rot. Noch besser wirken kräftige Farben mit Pearl-Effekt. Der Lidschatten sollte die Farbe der Augen aufgreifen, aber immer hell und milchig sein. Ein schwarzer oder dunkler Lidstrich wäre ein absoluter Fehlgriff, betonen Sie lieber Ihre Augen mit farbiger Wimperntusche, die ohnehin besser als schwarze zu Ihnen passt.

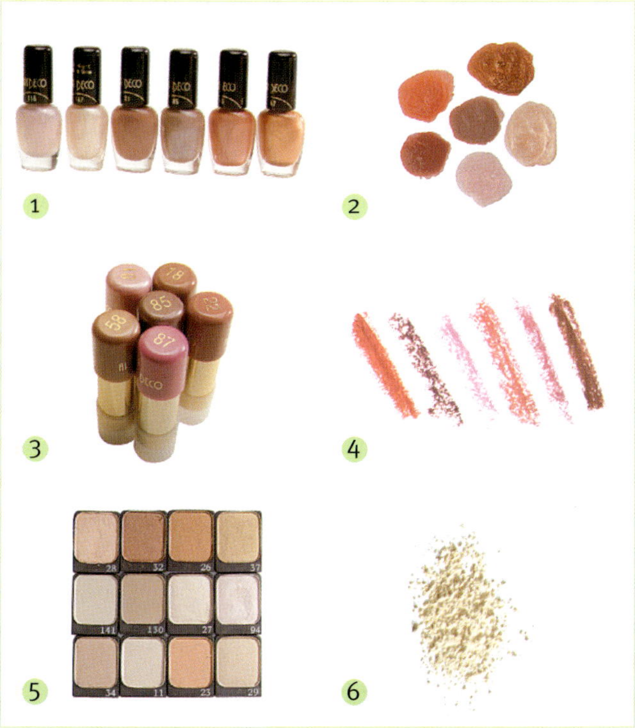

Nagellack- (1 und 2) und Lippenstiftfarben (3 und 4) liegen wie Lidschatten (5) und Grundierung (6) im warmen Bereich.

Die Farben des Sommertyps

Die Farbpalette des Sommertyps wirkt, als hätte sich ein leichter Nebel darüber gelegt. An den Beispielen auf der nächsten Seite sehen Sie, dass hier die mit Blau abgemischten Farben die Favoriten sind. Auch alle rauchigen und mit einem Grauton aufgehellten Schattierungen unserer Grundfarben kommen beim Sommertyp am besten zur Geltung.
Kühle und leicht verwaschene Farbtöne betonen die Eleganz Ihrer Erscheinung, sie harmonieren mit dem leicht bläulichen Teint und den aschfarbenen Haaren. Lassen Sie die Finger von allen grellen und kräftigen Farben, Sie wirken nur müde und abgespannt damit.
Die Hitliste der Sommerfarben führen an:

- Petrol, Türkis und Smaragdgrün
- Rosenholz, Grau- bis Schokobraun
- Milchweiß
- Flieder, Lavendel, Aubergine
- Himbeer, Kirschrot, Bordeauxrot, Pink
- Marine, Himmelblau, Taubenblau, Jeansblau
- Silbergrau

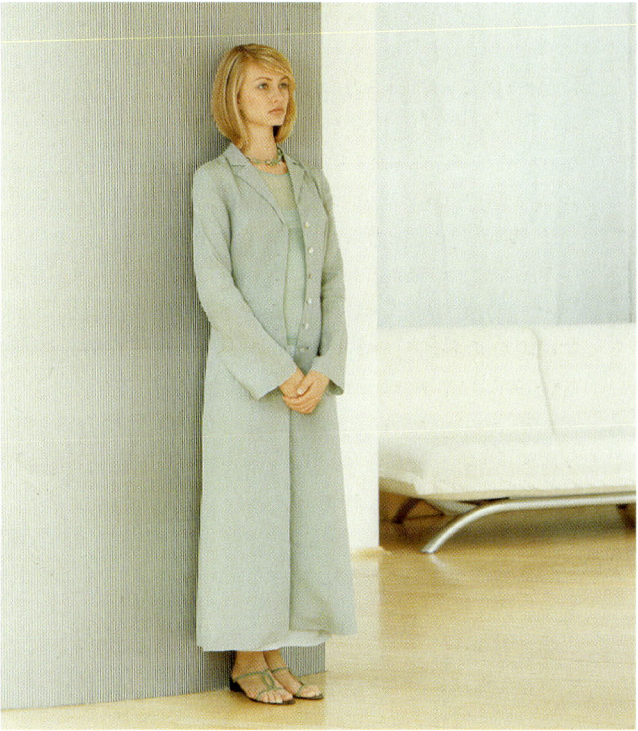

Sehr elegant wirken leicht verwaschene und pudrige Farbtöne zum eher kühlen Teint des Sommertyps.

- ***Gelb*** Breit gefächert ist Ihre Gelbpalette nicht, aber wenn es zu Ihren Lieblingsfarben gehört, weichen Sie auf ein kühles Zitronengelb, vielleicht mit einem leichten Stich ins Graue, aus.
- ***Grün*** Alle blaustichigen Grüntöne sind besonders gut geeignet, Ihren Typ zu unterstreichen.
- ***Orange*** Diese Farbe gehört nicht in Ihren Kleiderschrank, sie ist einfach zu grell für den Sommertyp.
- ***Braun*** Eigentlich ist Braun nichts anderes als Orange, das mit Grau und Blau gemischt wird. Aber grau- oder rosagetöntes Braun in allen helleren Schattierungen kann auch der Sommertyp gut tragen. Ihr dunkelstes Braun sollte immer noch einen Rosastich haben.
- ***Weiß*** Ein reines, ungebrochenes Weiß ist zu hart und uncharmant für Sie, aber ein leicht rosiges oder gräulich abgetöntes Weiß ergänzt Ihre dunkleren Grundfarben. Achten Sie darauf, dass es keinen Gelbstich hat.

• ***Violett*** Ein breites Spektrum geeigneter Farben weist auch die Violettskala des Sommertyps auf; hier dürfen Sie vom hellsten bis zum dunkelsten Ton greifen, immer vorausgesetzt, er ist nicht knallig.

• ***Rot*** Mit der richtigen Mischung sind auch gedämpfte, fruchtige Rottöne ein Treffer. Selbst ein blaustichiges Pink ist bestens für Sie geeignet.

• ***Blau*** Jedes leicht rauchig abgetönte Blau bis hin zum Marine- und Dunkelblau steht Ihnen optimal. Der Sommertyp ist überdies der absolute Jeanstyp.

• ***Schwarz*** Ein tiefes Schwarz ist in den meisten Fällen nicht passend, es sei denn, Sie sind ein Mischtyp zwischen Sommer- und Wintertyp. Besser ist das dunkelste Anthrazit, das es gibt.

• ***Grau*** Sie können alle Grautöne wählen, die silbrig schimmern oder mit pudrigem Rosa abgemischt sind, kombinieren Sie diese jedoch mit lebhafteren Farben.

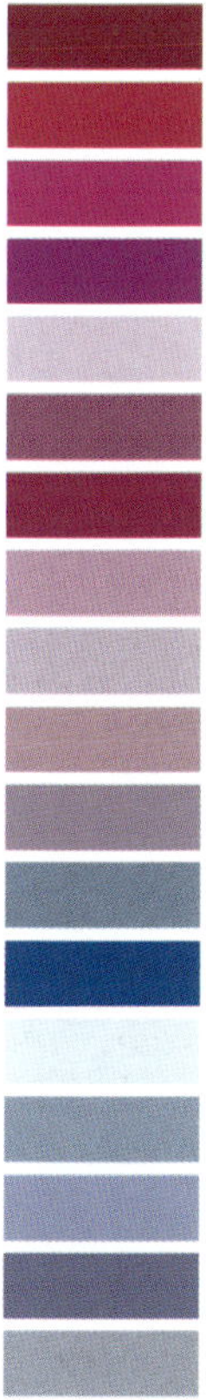

Kombinationen für die Basisgarderobe

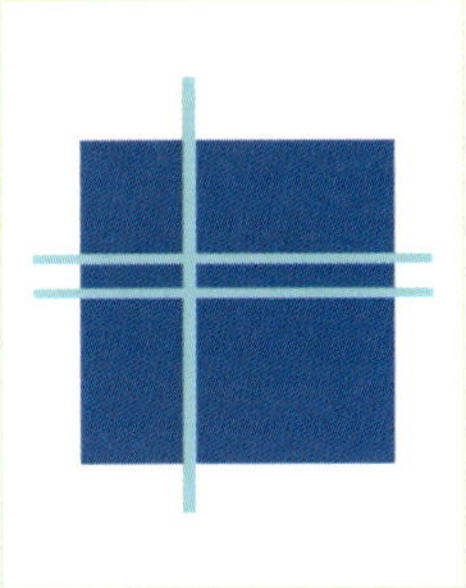

Kombination 1: Blaugrün zu Dunkelblau

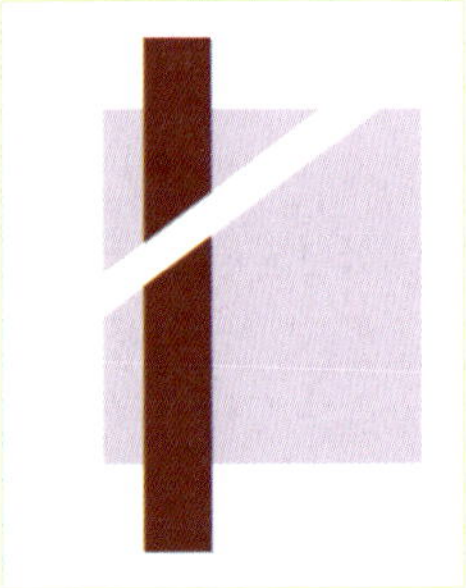

Kombination 2: Flieder mit Kontrastfarben

Wenn Sie eine dunkle Ausgangsfarbe für Ihre Grundgarderobe wählen, dann sollte das ein rauchiges Dunkelblau oder ein tiefer Brombeerton sein. Auch ein dunkleres Grau mit einem rosa Stich ist dafür geeignet, lassen Sie aber besser die Finger von Schwarz, das wirkt einfach zu hart.

Zu einem dunkelblauen Anzug oder Kostüm können Sie alle weiteren Blautöne tragen. Sehr frisch wirkt ein Shirt in einem hellen Blaugrün. Als Accessoire passt Silberschmuck mit blauen Steinen. Gürtel und Schuhe sollten ebenfalls dunkelblau sein.

Sehr elegant und feminin wirkt ein Kostüm in einem hellen Fliederton, setzen Sie sich doch damit wohltuend von der zumeist dunklen Geschäftswelt ab. Dazu kombinieren Sie, um den vielleicht ungewollt lieblichen Charakter abzuschwächen, eine Bluse in Brombeerrot, oder Sie tragen zu der Jacke eine Hose im Braun von Bitterschokolade und ein wollweißes Shirt.

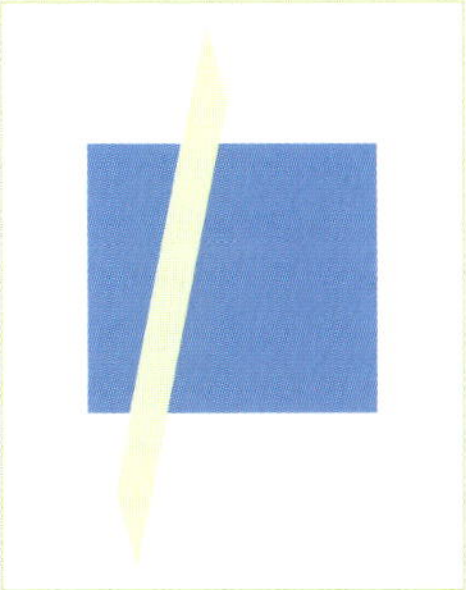

Kombination 3: Jeans mit Zitronengelb

Ganz optimal für den Sommertyp ist die Kombination von Jeans und Jeansfarben, und sicherlich finden Sie entsprechende Kleidungsstücke, die edel genug für Ihr Businessoutfit sind. Mit Jeansblau können Sie sogar ein zitroniges, helles Gelb kombinieren, ob als Hose oder Shirt. Eine edlere Variante ist dunkles Braun oder Blau in schmeichelnden, fließenden Stoffen. Mit einem solchen Outfit harmonieren auch kühle Grüntöne wie Blaugrün und Smaragd oder Türkis.

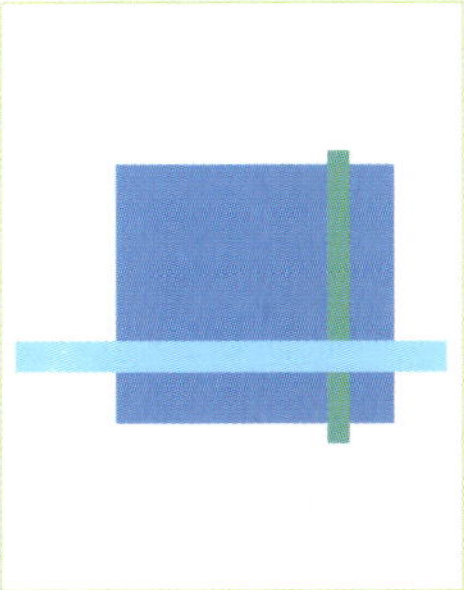

Kombination 4: Jeansblau mit Grüntönen

Make-up-Farben

Alle kühlen Schminkfarben sind für den Sommertyp geradezu ideal, und Sie dürfen in allen Farben, die Ihrer Palette entsprechen, schwelgen.

Wenn Sie nicht zu den ausgesprochen blassen Sommertypen gehören, verträgt Ihr Teint einiges an Farbe, und Sie können wählen, ob Sie nur ein leichtes und natürlich wirkendes Make-up mit getönter Tagescreme, Wimpertusche und Lippenstift auflegen oder ob Sie zum vollen Programm mit Puder und exakt ausgemalten und nachgezogenen Lippen tendieren.

Wenn Sie Tagescreme oder Make-up kaufen, achten Sie darauf, dass der Farbton wirklich in kühlem neutralen Beige oder Rosa gehalten ist, also keine gelbliche Tendenz aufweist, denn das lässt Sie leicht kränklich erscheinen.

Auch Rouge und Lippenstift sollten immer in einem bläulichen Rosa gewählt werden, der Lippenstift darf dabei auch ein kräftiger Farbton sein. Für das Augenmake-up steht Ihnen eine breite Farbpalette zur Verfügung, aber denken Sie auch hier daran, immer die kühlere, blaustichige Farbvariante zu wählen.

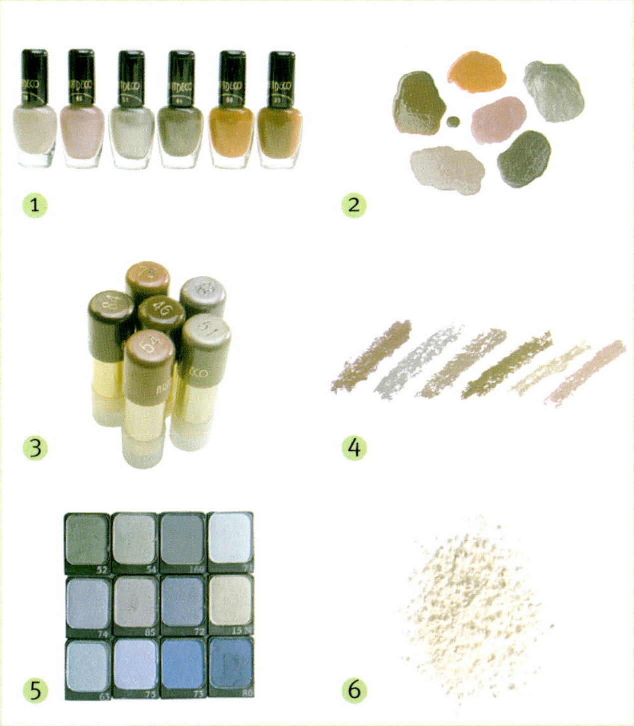

Nagellack (1 und 2), Lippenstift (3 und 4), Lidschatten (5) und Puder (6) haben vorzugsweise einen Beige- oder Blaustich.

Die Farben des Herbsttyps

Wie an einem sonnigen Tag im Herbst, so leuchten die Farben des Herbsttyps. Ein warmes Gold durchfließt alle Grün-, Braun- und Rottöne, und selbst zartere Farben sind auf der Skala vertreten. Eindeutig dominierend sind jedoch die erdigen, rostroten und leuchtenden Farbtöne, wie wir sie aus einer Herbstlandschaft kennen. Im Gegensatz zu den helleren Schattierungen des ebenfalls warmen Frühlingstyps herrschen kräftigere und tiefe Nuancen vor, dies muss aber nicht immer gleich dunkel heißen.

Kühle Farben sind als Ausnahme nur bei den Grüntönen zu finden. Sie sollten sie nie allein tragen, sondern immer mit warmen Farben kombinieren.

Die Hitliste der Herbstfarben umfasst:

- Olivgrün und Tannengrün
- Goldgelb und Maisgelb
- Orange, Messing, Kupfer
- Beige, Nougatbraun
- Rostrot, Tomatenrot, Aubergine
- Petrol und Pflaumenblau

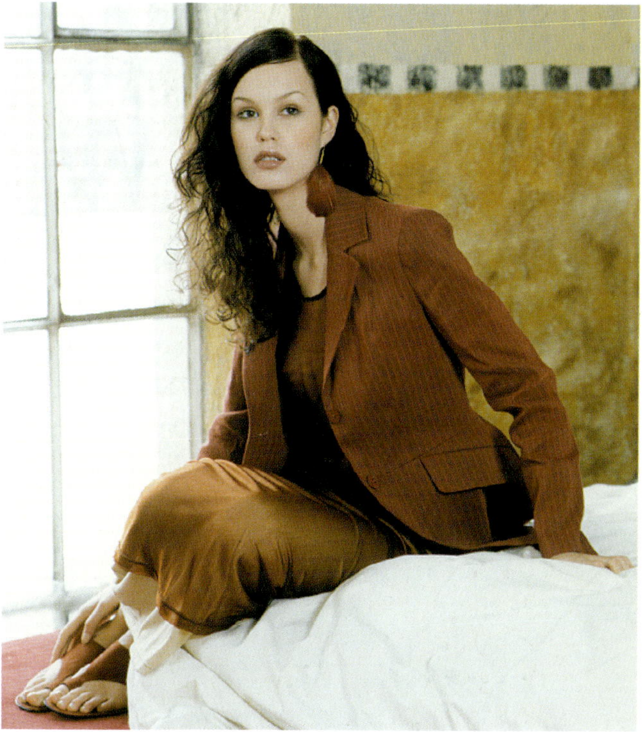

Warmes Braun, wie mit Gold überpudert, kräftiges Orange und Rot – der Herbsttyp schwelgt in satten Naturtönen.

- ***Grün*** Alle satten Olivtöne sind genauso passend wie ein kräftiges Apfel- und Erbsengrün, also Grün mit einem Gelbstich. Außerdem finden Sie Khaki, Jade- und Tannengrün sowie gelegentliche Ausnahmen im kühleren Bereich wie dunkleres Türkis.
- ***Gelb*** Herbsttypen erblühen in vielen golden abgetönten oder gebrochenen Gelbnuancen, ob in Sonnen- oder Senfgelb.
- ***Weiß*** Reines Weiß lässt Sie müde aussehen, besser ist ein gelbstichiges Weiß oder Creme.
- ***Orange*** Besonders gut wirkt – und das nur am Herbsttyp – ein richtig leuchtendes Orange. Daneben stehen die etwas helleren Nuancen, die mit Gelb abgetönt werden. Nutzen Sie diese Chance, typgerecht Farbe zu bekennen!
- ***Braun*** Alle warmen Nuancen vom satten Beige bis zum dunkelsten Braun sind ideal für die Herbsttypen, denen Naturtöne besonders gut stehen. Sehr vorteilhaft sind auch ins Röt-

liche spielende Brauntöne wie Kupfer und Rostbraun.

- ***Rot*** Alle warmen, deftigen Rottöne, die einen deutlichen Gelbstich aufweisen, aber auch hellere Mischungen wie Lachs und Apricot, die auch für Frühlingstypen vorteilhaft sind, befinden sich auf der Farbpalette.
- ***Violett*** Rötliches Violett bildet einen guten Kontrast zu einem kräftigen Teint und rötlichen Haaren. Bevorzugen Sie immer die dunklen und warmen Töne.
- ***Blau*** Ausgeprägte Blautöne sind, da eher kühl, für den Herbsttyp weniger geeignet; am besten wählen Sie Petrol oder andere Mischungen mit deutlichem Grünstich.
- ***Schwarz*** Diese Farbe sollten Sie meiden, sie erschlägt Ihren goldenen Teint. Setzen Sie Schwarz nur als Akzent in Mustern ein.
- ***Grau*** Auch ein klares Grau sollten Sie als kühle Farbe eher meiden. Suchen Sie stattdessen nach warmen Graunuancen, die mit Gelb oder Oliv abgemischt wurden.

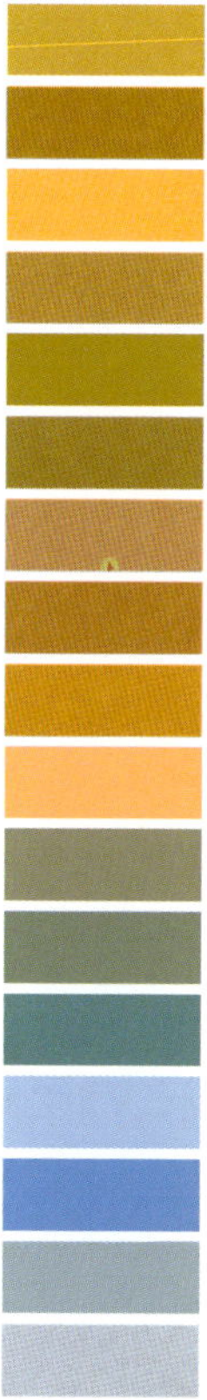

Kombinationen für die Basisgarderobe

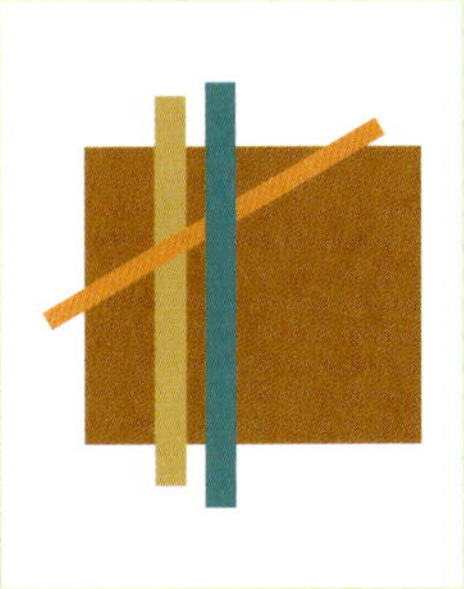

Kombination 1: Petrol und Orange zu Braun

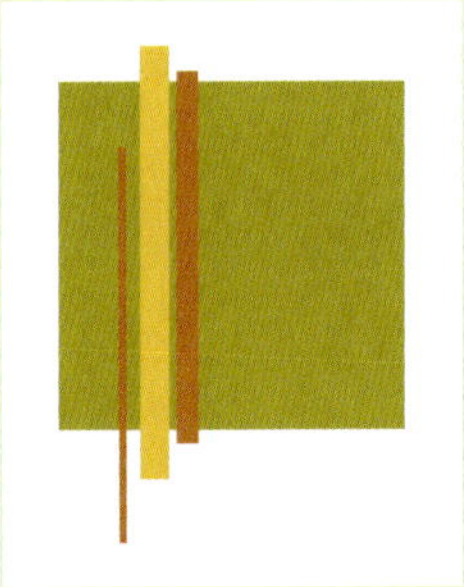

Kombination 2: Oliv mit Gelb und Rostrot

Um wieder bei einer dunklen Ausgangsfarbe für die Grundgarderobe anzufangen, ist ein dunkles Nougatbraun gut geeignet. Dazu kombinieren Sie einen messinggelben Pulli und schmücken das Ganze mit einem Tupfer leuchtendem Orange. Auch ein petrolgrüner Schal würde gut dazupassen. Eine Lederhandtasche und Schuhe in Braun ergänzen das Outfit. Eine andere Farbkombination im dunklen bzw. gedeckten Bereich würde sich mit der Ausgangsfarbe Olivgrün anbieten. Senfgelb oder Messinggelb und ein Schuss Rostrot setzen Akzente. Oder Sie kombinieren eine rostrote Hose mit einem messinggelben Pulli zu einer gemusterten Jacke, die beide Farben plus Oliv aufgreift.

Probieren Sie doch einmal aus den helleren Farbtönen Ihrer Skala als Grundfarbe Goldbeige für ein Kostüm oder ein Kleid. Zum Kleid tragen Sie einen olivgrundigen Schal mit einem Paisleymuster in Goldbeigetönen. Gürtel, Tasche und Schuhe in Rostrot oder einem warmen Braunton komplettieren schließlich den eleganten Look.

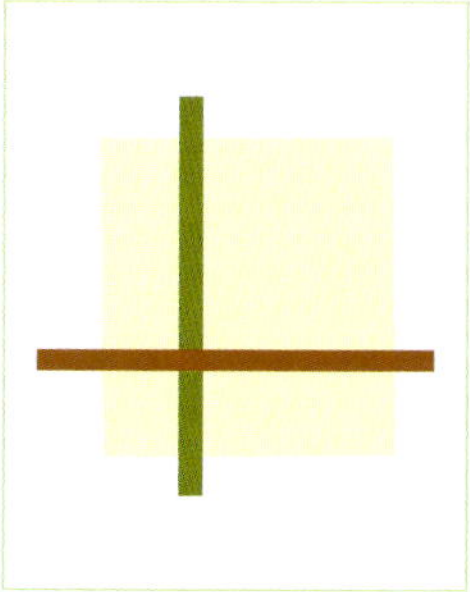

Kombination 3: Gold mit Oliv und Rotbraun

Ist Ihre Lieblingsfarbe Blau, dann bevorzugen Sie ein grünstichiges oder Pflaumenblau, beides können Sie optimal mit satten Gelbtönen ergänzen. Ein Kostüm oder Anzug in Pflaumenblau, kombiniert mit einem messinggelben Pulli oder Shirt, dazu ein Schal, der im Muster beide Töne aufgreift und variiert, das ist eine Zusammenstellung, die sich nur der Herbsttyp leisten kann!

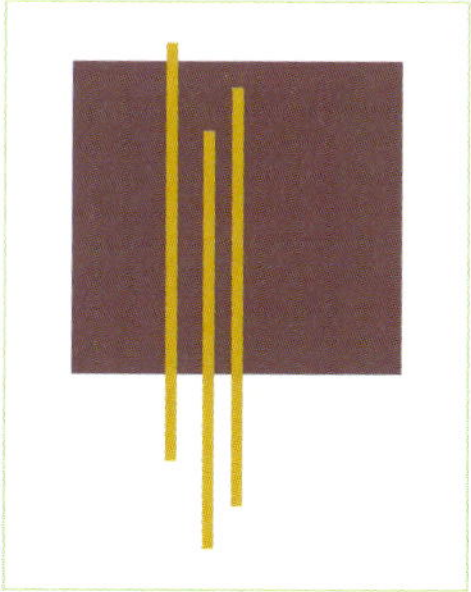

Kombination 4: Pflaume und Messinggelb

Make-up-Farben

Die warme und goldene Ausstrahlung des Herbsttyps unterstreichen Sie am einfachsten mit ebenso warmen Make-up-Tönen. Haben Sie einen dunkleren Teint, reicht oft nur etwas Lipgloss und Wimperntusche aus, mit einer kräftigen Augenfarbe können Sie auch ganz auf Make-up verzichten.

Die Herbsttypen mit hellerer Haut sollten eine leichte Grundierung und einen goldorangen oder bronzefarbenen Lippenstift wählen. Grundsätzlich können Sie, egal ob Sie einen helleren oder dunkleren Teint haben, beim Make-up nichts falsch machen, wenn Sie bei warmen und erdigen Farben bleiben. Aber nicht nur Ton in Ton, denn Sie vertragen etwas Farbe. Probieren Sie doch einmal, passend zur Augenfarbe, Goldbraun mit einem Grünton oder auch ein warmes Lila direkt am Augenrand aus. Das bringt Ihre Augen und Ihren Typ zum Strahlen.

Damit es nicht zu bunt wird, sollten Sie sich dann beim Lippenstift etwas zurückhalten. Lassen Sie aber in jedem Fall die Finger von Pink, kühlem Lila oder hellen Lippenstiften mit Perlmutteffekt.

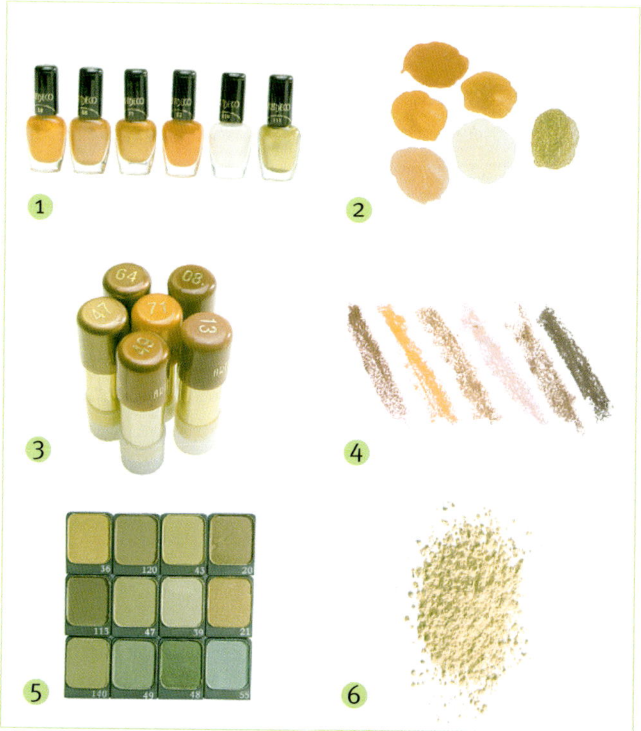

Bei Nagellack- (1 und 2) und Lippenstiftfarben (3 und 4) sowie Lidschatten (5) und Puder (6) herrschen warme Naturtöne vor.

Die Farben des Wintertyps

Die kühlsten und klarsten, man sagt auch eisigen Töne sind das Kennzeichen der Farbskala für die Wintertypen. Sie können viele fröhlich-grelle, leuchtende Farben tragen, die andere Frauen meiden sollten. Vorsicht jedoch vor gelbstichigen Schattierungen und verwaschenen Farben, wie sie den Sommertyp gut kleiden. Sie sollten den kräftigeren und dunkleren Nuancen den Vorzug geben.

Auch ganz starke Kontraste, allen voran Schwarzweiß, kleiden den Wintertyp, denn er zeigt auch die stärksten Kontraste in Haut und Haaren.

Auf der Hitliste für die Wintertypen stehen folgende Farben ganz oben:

- Apfelgrün, Blattgrün, Flaschengrün
- Sonnengelb, Zitronengelb
- Kirschrot, Rubin- oder Scharlachrot
- Hell- bis Dunkellila
- Himbeer, Fuchsia, Eisrosa
- Enzian, Royal- und Karibikblau
- Schwarz und Weiß

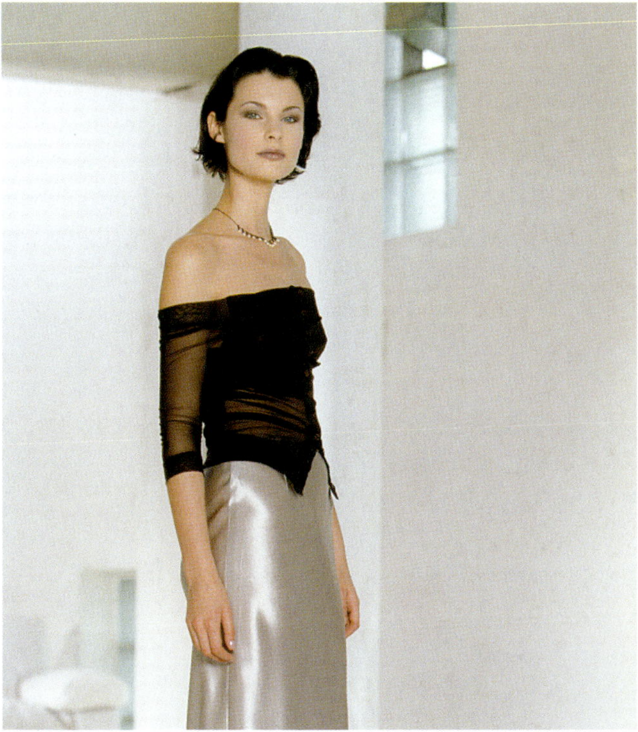

Kühle und starke Kontraste kennzeichnen die Garderobe und unterstreichen die Gegensätze von Haut und Haaren.

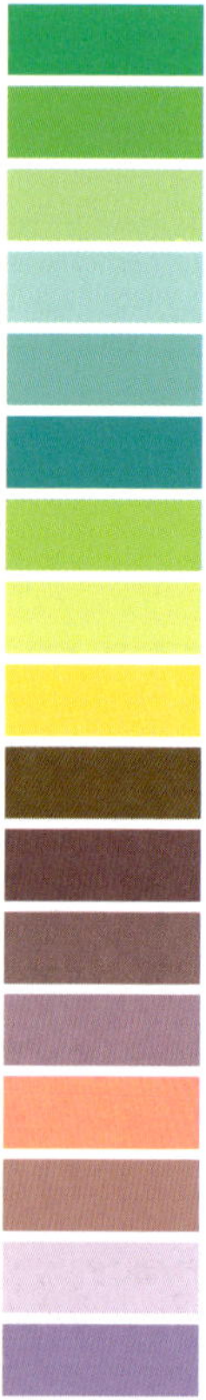

- ***Grün*** Haben Sie eine Vorliebe für Grün, sollten Sie zu ganz klaren und leuchtenden Grüntönen greifen. Pastellene sind ebenso wie dunkle Nuancen erlaubt, meiden Sie nur verwaschenes oder gelbstichiges Grün.
- ***Gelb*** Viele Gelbtöne sind zu warm für Sie, ausgesprochen kleidsam wirken dagegen die leuchtend-grellen Nuancen, die niemand sonst tragen kann. Sie sind gute Partner für Ihre dunkleren Kleiderfarben.
- ***Braun*** Braun ist nur in den kühlen Bereichen zu empfehlen und dann auch möglichst dunkel, etwa wie dunkelste Zartbitterschokolade.
- ***Orange*** Orange ist nicht Ihre Farbe, aber wenn Sie nicht davon lassen können, wählen Sie für einen extra-starken Auftritt ein kräftiges helles Rotorange, und kombinieren Sie es mit Knallgrün.
- ***Rot*** Alle klaren, kräftigen Rottöne mit Blaustich passen zu Ihnen und lassen sich prima mit Schwarz kombinieren.

- ***Violett*** Blauviolett sollte zu Ihren Favoriten zählen. Ob hell oder dunkel, wichtig ist, dass die Lilatöne nicht verwaschen oder rauchig aussehen.
- ***Pink*** Auch viele Pinktöne in kräftigen Variationen sind ebenso wie ein sehr helles, eisiges Rosa auf der Farbpalette der Wintertypen vertreten.
- ***Blau*** Jedes kräftige Blau, das alle anderen Typen »glatt erschlagen« würde, ist richtig. Wer es gedeckter bevorzugt, greift zu Nacht- und Marineblau.
- ***Grau*** Kühles Grau mit deutlich bläulichem Unterton in vielen Abstufungen von hellem Silber bis hin zum dunkelsten Anthrazit sind ideale Basisfarben für Sie.
- ***Schwarz*** Der einzige Farbtyp, der Schwarz tragen kann und darf, ist der Wintertyp, und zwar unabhängig von Mode oder Zeitgeist!
- ***Weiß*** Kaltes, bläuliches oder ungebrochenes Weiß ist ideal, auch in Verbindung mit Schwarz.

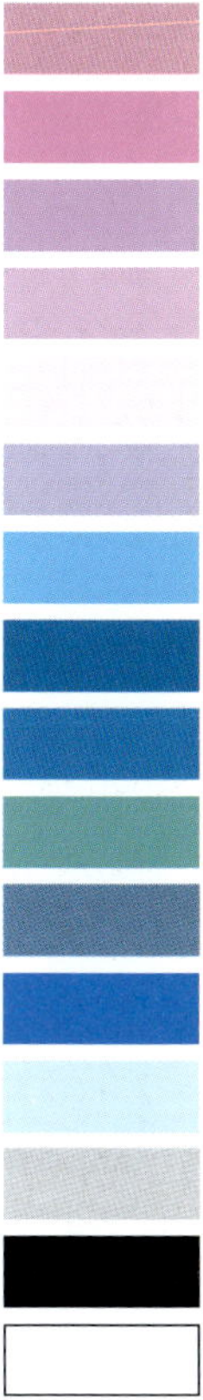

Kombinationen für die Basisgarderobe

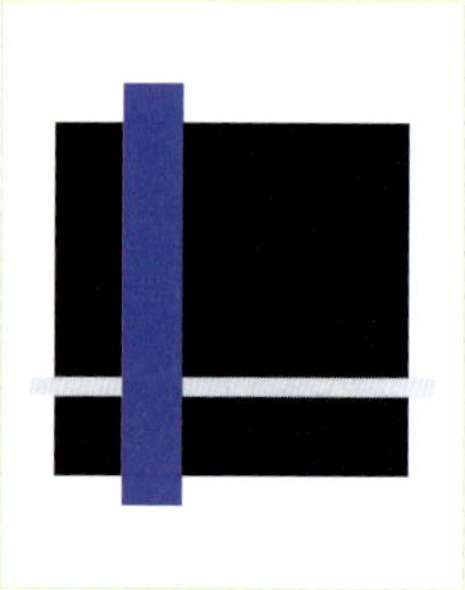

Kombination 1: Silber und Royal zu Schwarz

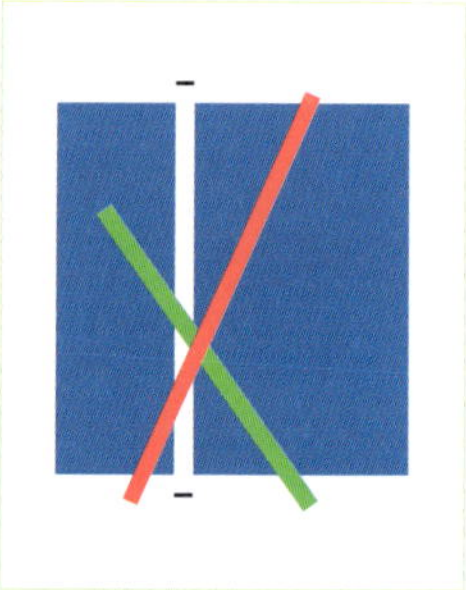

Kombination 2: Grün, Rot und Weiß zu Blau

Sie Glückliche! Dem Wintertyp ist (fast) alles erlaubt, was andere meiden sollten. Kräftige Signalfarben, auch stärkste Schwarzweißmuster unterstreichen Ihre dynamische Ausstrahlung. Selbst die Kontrastfarben, die im Farbkreis einander gegenüberliegen, lassen sich für Sie optimal kombinieren, vorausgesetzt, Sie bleiben bei den kalten Farben.

Da Schwarz Ihre Farbe ist, dürfen Sie es auch als Ausgangsfarbe bei Ihrer Businessgarderobe nutzen. Je nachdem, wie stark Sie auffallen möchten oder dürfen, tragen Sie eine royalblaue Bluse zum schwarzen Anzug oder Kostüm. Schuhe und Handtasche in Schwarz sowie silberne Accessoires ergänzen das Outfit perfekt. Legen Sie Wert auf eine zurückhaltende Erscheinung, kombinieren Sie einfach Silbergrau dazu. Ein Schal mit Andeutungen von Pink, Rot oder Gelb macht das Ganze etwas fröhlicher, Sie können aber auch durch Lippenstift und Nagellack Farbe ins Spiel bringen.

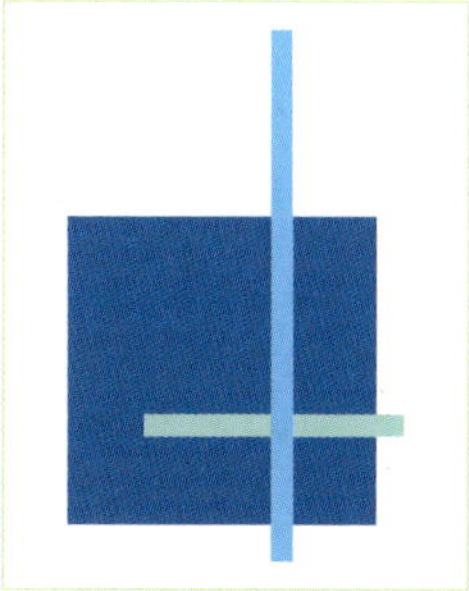

Kombination 3: Türkis und Hellblau zu Blau

Als weitere Basisfarbe ist dem Wintertyp auch Blau zu empfehlen, um dem Businesslook zu entsprechen. Klassisch ist die Kombination mit Weiß und Rot, sind Sie mutig, wählen Sie ein leuchtendes Grün dazu. Frisch und sommerlich und dabei äußerst kontrastreich wirkt die folgende Kombination: Ein pinkfarbener Rock mit einem Twinset in Türkis und Rosa ist modisch up to date und bietet einen besonders erfrischenden Anblick.

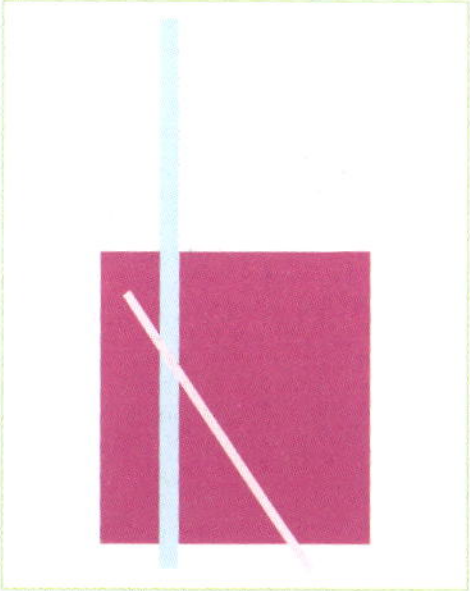

Kombination 4: Rosa und Türkis zu Pink

Make-up-Farben

Starke Kontraste von Haut und Haaren kennzeichnen die Erscheinung des Wintertyps. Deshalb sollten Sie auf ein Zuviel an Make-up und Farben im Gesicht verzichten. Betonen Sie entweder die Augen oder den Mund, beides gleichzeitig lenkt von Ihren Vorzügen ab und wirkt leicht »angemalt«.

Auf Rouge können Sie ganz verzichten. Wenn Sie Rouge lieben, sollte die Farbe im Ton des Lippenstiftes gehalten sein. Dieser darf kräftig leuchten in Pink oder klarem Rot, probieren Sie auch einmal ein kühles Lila aus. Bevorzugen Sie ein leichtes Lipgloss, dann betonen Sie dafür die Augen mit dunklem Kajal. Die Lider schminken Sie dunkel, am Unterlid wirkt ein kühles Pink oder Lila toll, ohne dass Ihre Augen verheult wirken.

Machen Sie nicht den Fehler und schminken sich in warmen, goldenen Farben, bloß weil Sie einen leicht olivfarbenen Teint haben. Auch die dunkleren und dunkelhäutigen Wintertypen sollten zu klaren und kühlen Farben greifen, gelbliche Töne lassen Sie müde und unklar erscheinen.

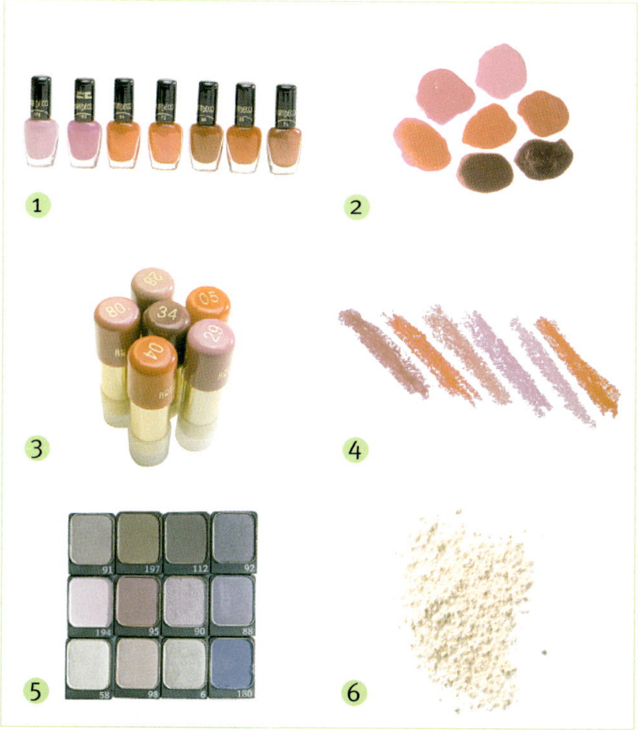

Nagellack (1 und 2), Lippenstift (3 und 4), Lidschatten (5) und Puder (6) sollten möglichst klare, bläuliche Nuancen haben.

Sonderfälle Schwarz, Weiß, Gemustert

Schwarz und Weiß sind ursprünglich weder warm noch kalt, aber es gibt sie auch kaum in dieser Reinheit. Durch Material und Oberfläche erhält der Ton beim Färben oder im Fall von Weiß beim Bleichen eine leichte Tönung. Die lässt sich natürlich nur durch etwas Übung erkennen, aber wenn Sie dieses Buch durchgelesen und -gearbeitet haben, ist Ihr »Farbblick« äußerst treffsicher.

Schwarz

Wie Sie schon auf den vorherigen Seiten erfahren haben, ist der Wintertyp der einzige, der Schwarz tragen sollte. Alle anderen Farbtypen lassen besser die Finger davon. Nun schreibt man aber der Kleiderfarbe Schwarz gewisse Eigenschaften oder Wirkungen zu, die nicht von der Hand zu weisen sind. Haben Sie schon einmal Fotos von der Zuschauermenge bei einer Modenschau gesehen, so sind die Herren und Damen der Modebranche vornehmlich in Schwarz gekleidet. Und das bei all diesen, mindestens zweimal jährlich wechselnden Farbtrends der Mode! Das kommt daher, dass man sich durch die Kleiderfarbe Schwarz bewusst aus dem Farbgetümmel herausnimmt und absetzt, man grenzt sich regelrecht von der Masse ab. Denken Sie in diesem Zusammenhang einmal an Teenager. Waren ihre Vorlieben bis zu diesem Alter lila, rot oder blau, vielleicht sogar geblümt oder gemustert, so tritt nun ein plötzlicher Wandel ein. Alles muss schwarz sein, vielleicht noch grau als Zugeständnis. Sind sie innerlich in der Phase der Ablösung, so zeigen sie das äußerlich mit Schwarz.

Schwarz gibt es, seitdem Menschen fähig sind, Stoffe zu färben, und es wird nie aus der Mode kommen.

Aber Schwarz hat natürlich auch andere und durchaus vorteilhafte Seiten. Schwarz bringt andere Farben optimal zum Leuchten, und Sie können fast jede Farbe dazu tragen, was bedeutet, dass ein schwarzer Blazer mehrere Modesaisons überstehen kann, kombiniert man dazu die aktuellen Trends. Zum anderen wirkt Schwarz immer auch elegant mit einem Hauch von Luxus, selbst wenn Sie kein Vermögen für Ihre Garderobe ausgeben wollen oder können.

Was also ist zu tun? Zuerst einmal achten Sie darauf, welchen Ton das Schwarz hat, denn es gibt bräunliche, rötliche oder bläuliche Nuancen. Wählen Sie die, die Ihrem Typ am ehesten entspricht, und kombinieren Sie dann Ihre passenden Farben dazu. Bei der Abendkleidung sollten Sie Materialien wählen, die leicht changieren, wie Samt oder Seide. Schwarz ist hier zwar die klassische Farbe, vergessen Sie aber nicht, dass ein goldbraunes, nachtblaues oder flaschengrünes Abendkleid noch weitaus aufregender aussehen können als schlichtes Schwarz. Sie heben sich damit von der Masse der schwarzen Abendkleider wohltuend ab und unterstreichen Ihren Typ auf das Vorteilhafteste. Ich garantiere Ihnen, dass Sie mit der Zeit immer weniger zu Schwarz greifen, sondern zu »Ihren« ganz speziellen dunklen Farben, die an Ihnen noch eleganter wirken.

Tragen Sie Schwarz möglichst nicht zu nahe am Gesicht – hier schaffen Schals oder Tücher mit Mustern in anderen Farben Abhilfe.

Weiß

Für Weiß gilt das Gleiche wie Schwarz, weiße Stoffe sind niemals reinweiß. Das fängt an bei den Naturmaterialien Wolle und Baumwolle, die einen Beigeton haben und vor dem Färben immer gebleicht werden, auch Leinen hat eine gräuliche Nuance.

Die Farbe Weiß ist Vertreter vieler Symbole: Als Zeichen ihrer »Reinheit« sind Bräute in Weiß gekleidet, Neugeborene werden zum Zeichen Ihrer Unschuld weiß gekleidet, und auch der Papst trägt als Zeichen der Vollkommenheit und Klarheit unter seiner Robe in den Farben des Kirchenjahres eine weiße Kutte. Weiß gilt als rein und sauber, was sich die Werbung zu Nutze macht. Wer möchte nicht sauber und weiß waschen oder »appetitlich« frisch wirken? Aber vergessen Sie nicht, dass Sie je nachdem, welches Weiß Sie tragen, darin auch müde oder kränklich aussehen können.

Weiß hat viele Nuancen, die sich ebenfalls in kalte und warme Bereiche einteilen lassen.

Am einfachsten kann man die Weißnuancen mithilfe eines Blatts Schreib- oder Kopierpapier beurteilen.

Legen Sie es neben Ihr Kleidungsstück, und Sie werden sofort erkennen, ob es im Gegensatz zum Papier gelblich wärmer oder bläulich kühler wirkt.

Dunkle, gebräunte Haut verliert ihr gesundes Aussehen, wenn sie mit einem kühlen Weiß kombiniert wird.

Sind Sie insgesamt ein sehr heller Typ, dann sollten Sie sich überlegen, ob Sie Weiß nicht ganz vermeiden, denn es lässt Sie, ob kühl oder warm, leicht langweilig wirken. Greifen Sie dann lieber zu den hellsten Pastelltönen auf Ihrer Farbpalette. Am besten, Sie halten sich an die Vorschläge Ihrer Farbgruppe zum Thema Weiß, dann können Sie nichts falsch machen.

Gemustert

Einzelne Farben zu beurteilen, fällt ja manchmal schon schwer, aber nach welchen Kriterien werden Muster eingestuft? Gerade ein schön gemusterter Schal, eine Bluse mit Blumen- oder grafischen Mustern geben einem unifarbenen Kostüm oder Kleid den ganz persönlichen Chic, lässt sich doch mit der Art des Musters eine eher verspielte oder aber

grafisch strenge Stilrichtung bestimmen. Um den Grundton oder die kältere bzw. wärmere Farbrichtung zu bestimmen, bedienen Sie sich eines Tricks. Legen Sie das Kleidungsstück oder Accessoire ausgebreitet vor sich hin, am besten auf einen weißen Untergrund. Dann schließen Sie die Augen halb, so, als würden Sie blinzeln. Nun verschwimmen die einzelnen Muster miteinander, und es bleibt ein Farbklang übrig, der sich leicht als passend oder unpassend zu Ihren Farbfeldern einstufen lässt.
Beurteilen Sie aber nicht nur die Farbe, sondern auch die Art des Musters. Zum Frühlingstyp passen klassische, dezente, kleine Muster in Pastelltönen, ganz im Gegensatz zum Wintertyp, der ohne Probleme kontrastreiche, ausdrucksvolle und große Muster vertragen kann. Lebhafte, tiefgrundige Muster sind für den Herbsttyp von Vorteil. Der Sommertyp kommt am besten in zarten, dezenten bis verspielten Mustern zur Geltung. Sicherlich sind in vielen Mustern Farben enthalten, die überhaupt nicht in Ihre Skala passen, aber solange sie nicht zu dominant wirken, ist das überhaupt kein Problem.

Ihre neue Garderobe

Haben Sie keine Sorge, Sie müssten jetzt sofort einen Großteil Ihrer Garderobe in die Altkleidersammlung geben! Es geht zunächst einmal darum, die richtigen Farben herauszufiltern. Vielleicht ist jetzt auch ein Austausch mit einer oder mehreren Freundinnen angebracht. Lassen Sie sie eigene farbigen Bekleidungsstücke mitbringen, die Sie ebenfalls nach den Farbstreifen sortieren. So erhalten Sie eine größere Vielfalt, und Sie können auch Farben ausprobieren, die Sie vielleicht nie gekauft hätten, die Ihnen aber trotzdem stehen würden.

Möglicherweise bekommen Sie plötzlich eine andere Einstellung gegenüber bisher ungeliebten Farben. Es macht Spaß, ein bisschen zu experimentieren! Vielleicht können Sie dann das eine oder andere Teil, von dem Sie sicher sind, dass es nicht zu Ihnen passt, mit einer Ihrer Freundinnen austauschen.

Alte Kleidung aussortieren

Nachdem Sie Ihren Farbtyp herausgefunden haben, betrachten Sie kritisch den Inhalt Ihres Kleiderschrankes. Übertrieben wäre es, alles rigoros wegzuwerfen, was nicht zu Ihrem Typ passt. Bei Kleidung, die weiter entfernt vom Gesicht getragen wird, wie Röcken und Hosen, ist die »falsche Farbe« nicht so tragisch, denn Sie können sie mit einem Oberteil der »richtigen Farbe« kombinieren.

Die Farbstimmung eines bequemen Lieblingskleides kann durch ein entsprechendes Tuch günstig beeinflusst werden.

Misten Sie aus!

Alles, was Sie zwei Jahre nicht mehr getragen haben, sollte gleich in die (Alt-)Kleiderkiste wandern, denn das ziehen Sie sowieso nie wieder an. Alle Blusen, Pullis und Shirts, die absolut nicht auf Ihrer Farbskala liegen und auch nicht Ihrem gewünschten Stil entsprechen, bilden diesen Haufen. Einen anderen bilden diejenigen Kleidungsstücke, die sich durch

Färben verändern lassen, die sie durch Kürzen oder Längen Ihrem neuen Stil angleichen können. Einen dritten Stapel bestücken Sie mit Hosen, Röcken und Jacken, die zwar nicht ganz Ihre Farben haben, aber sich vielleicht durch entsprechendes Styling anpassen lassen, da sie auch weiter vom Gesicht entfernt sind. Auf den vierten Stapel legen Sie Ihre Lieblingsstücke, auf die Sie in keinem Fall verzichten wollen. Der Rest wird aufgeteilt in Stücke, die vielleicht mit einer Freundin getauscht werden können, und alles Übrige wandert in die Altkleiderkiste.

Das Aussortieren gilt natürlich auch für Ihre Accessoires wie Tücher, Schuhe und Handtaschen.

Kombinationen zusammenstellen

Stellen Sie nun aus den übrig gebliebenen Teilen eine Grundgarderobe zusammen. Probieren Sie auch gleich Kombinationen der Stücke aus, so brauchen Sie in Zukunft gar nicht mehr lange überlegen, was wozu passt. Schreiben Sie eine Wunschliste mit Neuanschaffungen. Natürlich können Sie nicht gleich alles kaufen. Setzen Sie Prioritäten, das Übrige kommt dann, wenn Sie genug Geld auf dem Konto haben. Lassen Sie sich bei Neuanschaffungen nicht von Ihren Wünschen abbringen, was Farben und Stil betrifft, denn Sie sind jetzt genauso, wenn nicht besser geschult als viele Verkäuferinnen.

Veränderungen der alten Garderobe

Röcke, die zu lang sind, lassen Sie kürzen. Zu kurze Säume können Sie mit Spitze, die mit passendem Futter unterlegt wird, verlängern. Manchmal setzt auch ein angesetztes Plissee neue Akzente oder eine Glocke aus einem Stoff, aus dem Sie sich gleich eine passende Bluse dazu schneidern lassen.

Oberteile in einer hellen, kälteren Farbe können Sie in der Waschmaschine in wärmendem Gelb oder Rot überfärben.

Helle Pullis, Shirts und Blusen färben Sie am besten in einen dunkleren Farbton Ihrer Skala um. In Drogeriemärkten gibt es eine große Auswahl an Farben für die Waschmaschine. Natürlich werden die Stücke durch die unterschiedlichen Ausgangsfarben und -materialien alle ein klein wenig anders gefärbt, entscheidend ist die Nuance.

Checkliste für den Einkauf

Kaufen Sie nun Ihre Garderobe oder Teile davon neu, sollten Sie immer die Farbstreifen Ihres Farbtyps oder einfach dies Büchlein in der Handtasche haben.

- ❖ Lassen Sie sich nie von einer Verkäuferin zu einer Farbe überreden, nur weil sie ihre modische Kollektion verkaufen möchte.
- ❖ Vergleichen Sie Kleidungsstücke nur bei Tageslicht mit den Farbfeldern für Ihren Typ, also vor der Tür einer Boutique oder an einem Fenster.
- ❖ Stoffe, Leder oder Wolle sind womöglich nicht in genau den gleichen Farben wie auf der Farbkarte zu haben. Wichtig ist, dass die Farbtöne miteinander harmonieren.
- ❖ Sind Sie unsicher, ob eine Farbe warm oder kalt ist, legen Sie andere Stücke mit ähnlicher Farbe daneben, so lässt sich der Unterschied leichter ausmachen.
- ❖ »Beißt« sich der Ton mit dem warmen oder kalten Feld auf Seite 34/35, dann können Sie sicher sein, dass er der gegenteiligen Gruppe zugehört.

- ❖ Stellen Sie vor allem die Basisteile Ihrer Grundgarderobe (→ ab Seite 85) entsprechend Ihrer Lieblingsfarbe und im jeweils richtigen Farbton zusammen.
- ❖ Sind Sie ein so genannter »Mischtyp«, das heißt, als warmer, dunklerer Frühlingstyp stehen Ihnen auch die Goldtöne des Herbstes, oder als grau gewordener oder platinblonder Wintertyp harmonieren Sie auch mit Sommerfarben, dann greifen Sie bei entsprechenden Angeboten ruhig zu.
- ❖ Wagen Sie sich bei einem Schnäppchen auch mal an eine Typfarbe, die Sie bisher abgelehnt haben.
- ❖ Erkennen Sie zu Hause, dass die Farbe Ihrer neuen Bluse doch nicht passt, dann scheuen Sie sich nicht, sie umzutauschen, es ist Ihr gutes Recht.
- ❖ Wählen Sie Accessoires wie Tücher, Handschuhe, Handtaschen und Modeschmuck ebenfalls in den passenden Farben und Materialien.
- ❖ Sind Sie Brillenträgerin, ist die Wahl des richtigen Materials und der Farben ganz entscheidend, denn die Brille sitzt direkt im Gesicht und bestimmt den Gesamteindruck (→ Seite 106).

Den richtigen Stil finden

Ziehen Sie eher den romantischen Stil mit Rüschen, Spitzen und Blümchenmustern vor, geht Ihnen Eleganz über alles, oder darf es ruhig etwas sportlicher sein? Oder tragen Sie gerne von allem etwas, je nach Lust und Laune? Vielleicht hängt der Stil Ihrer Bekleidung auch von der Situation ab, denn obwohl Sie sich privat lieber romantisch kleiden, wird im Berufsleben eine strenge, sachliche Kleidung verlangt.
Haben sie einmal Ihren eigenen Stil herausgefunden, dann sollten Sie versuchen, diesen auf alle Bereiche, natürlich in einem gewissen Rahmen, auszudehnen, denn es ist Ihr Stil, der zu Ihnen passt. Die jeweils aktuelle Mode ist glücklicherweise auch immer auf alle Stilrichtungen abgestimmt. Das Modediktat über die einzige richtige Rocklänge, die einzig passende Farbe oder den ultimativen Stil ist, Gott sei Dank, passé und wird hoffentlich auch niemals wieder kommen. Heute steht eher die Kollektion eines bestimmten Designers für eine ganz eigene Stilrichtung, und die Kunden können sich an den Namen oder Labels ori-

entieren. So findet eine an damenhafter Eleganz interessierte Frau z. B. eher etwas bei Strenesse, Escada steht mehr für den verspielten Schick, und für den sportlichen Stil zeichnet Max Mara. Varianten dieser Vorgaben aus dem hochpreisigen Sektor finden Sie auch in anderen Preisklassen vertreten, bis hin zu H&M, wo man modische Trends perfekt auf günstigstes Preisniveau überträgt.

Verspielt und feminin

Wenn Ihre Grundrichtung eher verspielt ist, dann sollten Sie sich nicht davon abhalten lassen, eine romantische Bluse oder ein Shirt, das vielleicht mit einem kleinen Blümchenmuster bedruckt oder mit Spitzen und Rüschen verziert ist, zu einem farblich passenden Kostüm zu tragen. Das ist im eintönigen Berufsalltag ein netter Blickfang und unterstreicht Ihren weiblichen Charme. Es gibt auch Kostüme, die durch Details in der

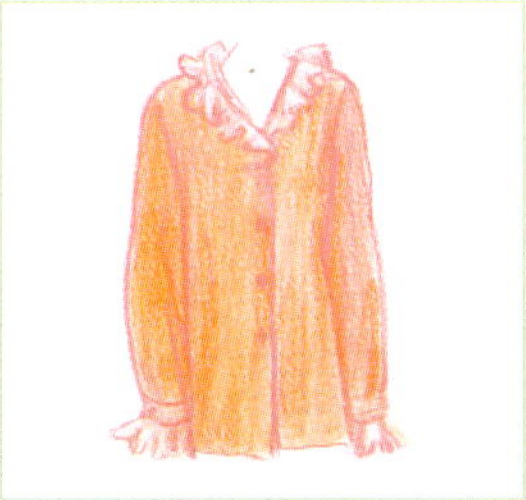

Fließend weiche Linien wirken betont feminin.

Verarbeitung und Gestaltung femininer und verspielter als die üblichen Blazer mit engen Röcken wirken. Besonders gut kommen romantische Kleider und Blusen in entsprechend weichen und kostbaren Stoffen zur Geltung, sei es Samt und Seide oder Chiffon.

Weiblich elegant

Bevorzugen Sie die elegante Linie, haben Sie beim Einkauf eigentlich keine Vorgabe, denn fast überall werden Bekleidungsstücke jeder Art für die elegante Dame angeboten. Hier haben Sie öfter die Qual der Wahl, und Sie können Ihren Stil auch jederzeit auf den Freizeitbereich ausdehnen. Viele Designer haben sich mittlerweile der allseits beliebten Jeans angenommen, und es ist erstaunlich, wie unterschiedlich eine Hose aus dem gleichen Material durch verschiedene Schnitte und Verarbeitungen wirken kann. Gerade der elegante Kleiderstil bietet sich an, um sich eine Ba-

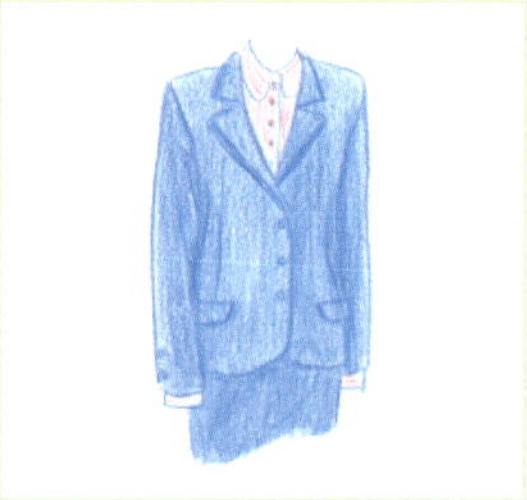

Ein klassisches Kostüm mit zeitlosem Schnitt.

sisgarderobe mit hoher Qualität und Verarbeitung zuzulegen, denn in diesem Segment ist die Mode eher langlebiger. So rutschen zwar einmal die Rocksäume mehr nach oben oder unten, aber die Grundform eines schmal geschnittenen Rocks gibt es schon seit Jahren. Bei Jacken sind die Schultern einmal schmäler, einmal mehr gepolstert, aber wenn Sie nicht zu Extremen neigen, lässt sich so ein Blazer ohne weiteres mehrere Jahre tragen. Mit Schals oder entsprechenden Blusen wird er dann je nach Jahreszeit und aktuellem Trend farblich und modisch aktualisiert. Auch bei damenhaften Hosen gilt, dass sich die Schnitte nicht extrem ändern. Die Beine sind meistens gerade geschnitten, Sie können wählen ob mit oder ohne Bundfalten, mit oder ohne Taschen. Haben Sie einmal »Ihren« Hosenhersteller gefunden, bewährt sich der Wiederholungskauf, denn der optimale Sitz einer Hose entscheidet über Ihr Wohlgefühl. Es ist doch einfach

Haben Sie erst einmal die Boutique oder Kaufhausabteilung gefunden, die auf Ihren Stil spezialisiert ist, dann bleiben Sie ihr sicher gerne treu.

wunderbar, wenn man nicht dauernd zupfen und ziehen muss, sondern wenn eine Hose im Sitzen und Stehen wie angegossen passt.

Sportlich und schick

Lieben Sie es eher etwas legerer, und erlaubt es Ihr Beruf, dann sind Sie bei dieser Stilrichtung bestens aufgehoben, denn Sie werden immer und überall Teile für Ihre Garderobe finden, die Ihnen gefallen. Sie brauchen dabei auch nicht auf Jeans zu verzichten, denn je nach Anlass können Sie sie mit einem Blazer, einer Hemdbluse und passenden Schuhen zur sportlichen Eleganz umstylen. Auch eine Jeansjacke, die es mittlerweile mit figurbetonten Schnitten gibt, wirkt toll zu einem eher elegant wirkenden schlichten Kleid oder Rock. So lassen sich nicht nur Jeans, sondern alle sportlichen Kleidungsstücke mit den jeweiligen Accessoires oder durch die Zusammenstellung total verän-

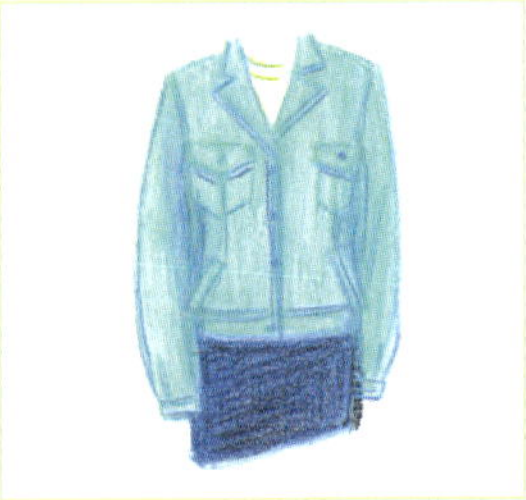

Klaren Linien geben Material und Farbe mehr Pfiff.

dern. Ein schlichtes T-Shirt können Sie zu einem Anzug oder Kostüm tragen; sportlicher wirkt das Outfit, wenn Sie einen farblich passenden Blouson oder eine Nylon-Steppjacke dazu kombinieren.

Die vier Basisteile

Sind Sie dabei, sich eine neue Garderobe oder nur Teile davon anzuschaffen, sollten Sie die nächsten Seiten gut lesen. Wer stand noch nicht vor dem übervollen Kleiderschrank und hatte trotzdem das frustrierende Gefühl, »Ich habe nichts zum Anziehen«? Der Grund hierfür ist nicht selten der wahllose Kauf verschiedenster Teile, die zwar im Einzelnen toll aussehen, aber leider weder vom Stil noch in den Farben mit bereits Vorhandenem harmonieren.
Oft passieren diese Fehlkäufe, wenn Sie sich zu sehr von der aktuellen Mode beeinflussen lassen, ohne auf Ihren eigenen Stil zu achten, oder an Verkäuferinnen geraten, die nur verkaufen und nicht beraten. Wenn Sie in Zukunft auf Ihre Farben achten und die Garderobe geplant und zielsicher zusammenstellen,

werden Sie mit vier Basics und einigen dazu passenden Ergänzungsteilen Ihre Garderobe abwechslungsreich gestalten. Und Sie sparen Geld, das Sie vielleicht in bessere Qualität investieren können. Zu den passenden Accessoires kommen wir auf Seite 98.

Der Blazer

Der Blazer kommt eigentlich aus der Herrenbekleidung, Coco Chanel hat ihn in den 1920er-Jahren zusammen mit Hosen für Frauen salonfähig gemacht. Die Schnitte für Blazer sind vielfältig. Die gängigste Variante ist einreihig, also mit einer Knopfreihe, einem der Mode entsprechenden taillierten oder mehr geradem Schnitt und kürzerem oder längerem Revers. Diese Form steht fast allen Frauen. Kleinere Frauen sollten nur darauf achten, dass die Jacke nicht zu lange geschnitten ist, bei größeren Frauen dagegen darf sie ruhig etwas länger sein. Besonders gut

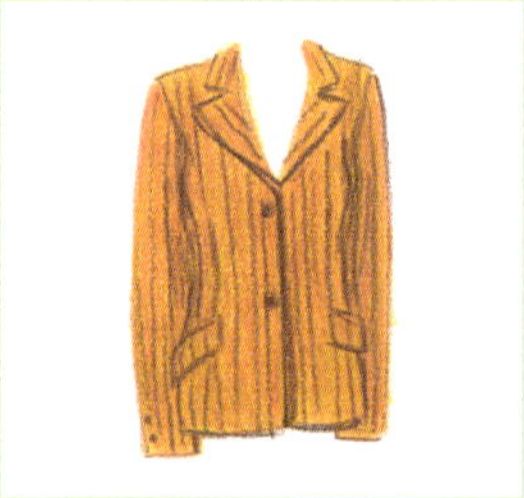

Einreihiger kürzerer Blazer für die zierlichere Frau.

schaut an größeren Frauen ein doppelreihiger Blazer aus, der bei größeren Kleidergrößen zusätzlich Teilungsnähte, die von der Schulter zum Saum verlaufen, haben kann. Diese proportionieren die Figur vorteilhaft. Die Proportionen kleinerer Frauen werden mit diesem Blazerschnitt leicht erdrückt, sie sollten auf zweireihige Blazer verzichten oder nur solche mit wenigen Knöpfen ohne Teilungsnähte auswählen.

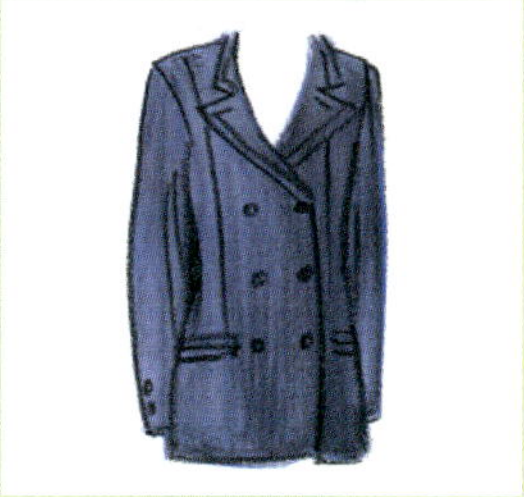

Dieser Doppelreiher steht eher kräftigen Frauen.

Der Rock

Ein Rock aus demselben Material und derselben Farbe wie der Blazer ergänzt diesen zum Kostüm. Ist der Schnitt schlicht und schmal, so lässt er sich vielseitig kombinieren. Die Rocklänge variiert nach der aktuellen Mode, betrachten Sie sich selbst aber mit Distanz und genügend Selbstkritik, wenn Sie gerne sehr kurze Röcke tragen. Viele Firmen haben auch bezüglich Rocklängen »ungeschriebene Gesetze«. Am besten

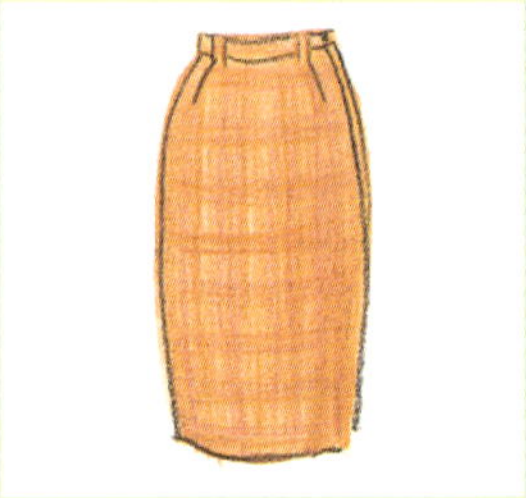

Ein Rock sollte immer weich und locker fallen.

erkundigen Sie sich rechtzeitig danach, vor allem vor einem Bewerbungsgespräch.

Ist der Rockschnitt zum Saum hin leicht ausgestellt, können Sie damit Pölsterchen an den Oberschenkeln verstecken. Der Rock sollte mindestens bis ans Knie reichen, so können Sie schöne Knie betonen. Längere Röcke rücken gut geformte Beine ins Licht oder kaschieren bei Knöchellänge, was Ihnen nicht gefällt. Faltenröcke fallen auch in die Kategorie der ausgestellten Röcke, sind die Falten bis zur Hüftpartie abgesteppt, so tragen sie nicht allzu sehr auf.

Die Hose

Haben Sie das Glück, eine Hose aus demselben Material und derselben Farbe wie Rock und Blazer zu finden, dann greifen Sie zu, denn das bietet Ihnen viele Variationsmöglichkeiten. Machen Sie aber keine Zugeständnisse, wenn Ihnen eine hübsche Hose

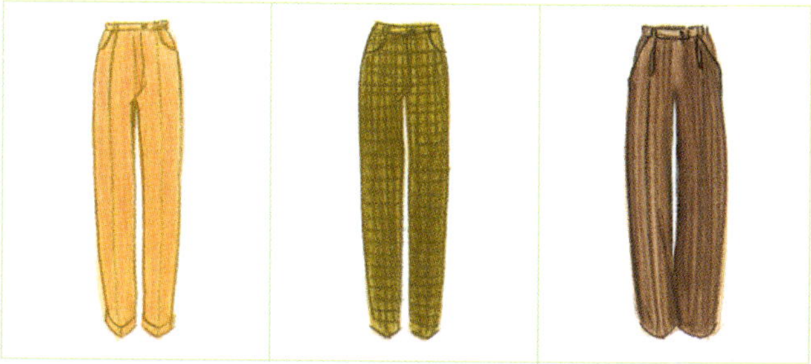

Hosen dürfen nie zu eng sitzen, die perfekte Passform zeigt sich vor allem an Hüften und Oberschenkeln.

nicht perfekt passt, denn Sie müssen sich absolut wohl darin fühlen. Eine schmal geschnittene Hose mit oder ohne Bügelfalte ist für fast alle Frauen tragbar und ergänzt den ein- oder zweireihigen Blazer zum Anzug. Besonders praktisch sind Hosen, wenn dem Stoff Elasthan beigefügt wurde, das sich gerade beim Sitzen dehnt. Bundfaltenhosen sind der Klassiker unter den Hosen, es gibt sie ebenfalls mit oder ohne Bügelfalte. Die Weite der Beine variiert mit der Mode, sie sollten aber keinesfalls zum Knöchel hin zu schmal werden, das verkürzt Ihre Figur optisch und schaut leicht aufgeplustert aus. Bundfaltenhosen sind durch die größere Weite an den Beinen günstig für Frauen mit Pölsterchen an den Oberschenkeln.

Das Kleid

Wenn Sie ein Kleid aus demselben Material wie den Blazer kaufen, haben Sie eine Kombination, die für jeden offiziellen Anlass geeignet ist. Beachten Sie, dass der Schnitt des Kleides dem des Blazers angepasst ist. Das bedeutet, wenn Sie einen Blazer tragen, der tailliert geschnitten ist, muss das Kleid darunter mindestens genauso, am besten noch etwas figurnäher gearbeitet sein. Besonders gut lässt sich ein ärmelloses oder kurzärmeliges Kleid unter einem Blazer tragen, auch bietet es viele Kombinationen mit anderen Jacken, ohne dass es Ihnen mit langen Ärmeln zu warm wird. Erlaubt es Ihnen Ihre Figur, können Sie auch ein Kleid mit ganz schmalen Trägern wählen.

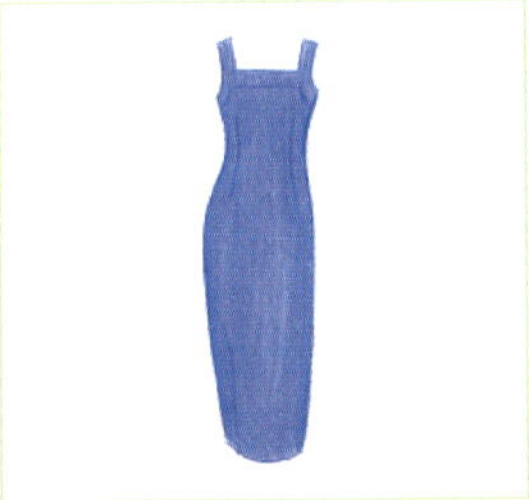

Ein figurbetontes Kleid passt zu vielen Anlässen.

Sie können es dann solo als kleines Abendkleid tragen, z. B. bei einer Einladung in ein elegantes Restaurant oder ins Theater.

Basics im Überblick

Die vier besprochenen Basisteile erlauben Ihnen folgende Tragevarianten:

- Rock mit Blazer
- Hose mit Blazer
- Rock solo
- Hose solo
- Kleid solo
- Kleid mit Blazer

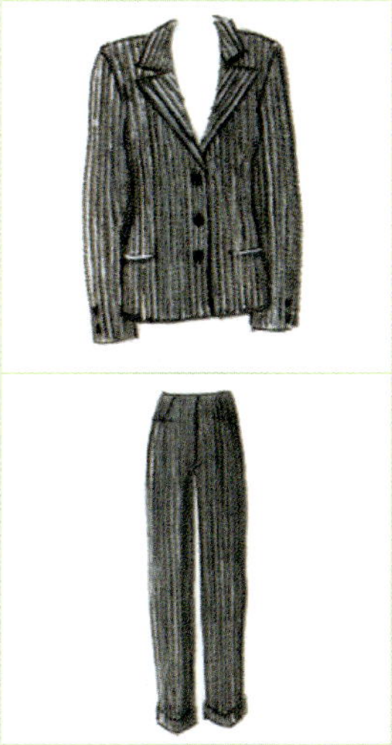

Blazer und Anzughose treten auch getrennt auf.

Das gilt natürlich immer in Kombination mit Shirts, Blusen oder Pullis (→ Seite 93 bis 97).

Wie Sie nun Ihre Basisgarderobe Schritt für Schritt erweitern können, um noch abwechslungsreichere Varianten zu gestalten, beschreiben wir auf den nächsten Seiten.

Erweiterung der Basisteile

Legen Sie sich zuerst einen weiteren Blazer zu, der mindestens eine der Grundfarben der vier Basisteile aufgreift und vielleicht mit Nadelstreifen oder Karo gemustert ist. Damit können Sie Rock, Hose und Kleid um drei weitere Kombinationen ergänzen.

Lässt es Ihr Geldbeutel zu und besteht die Möglichkeit, können Sie den Blazer mit einem passenden Rock oder einer Hose im gleichen Muster ergänzen. Nun stehen Ihnen wieder je drei weitere Outfits durch Kombinationen zur Verfügung, was bedeutet, mit nur sechs Kleidungsstücken haben Sie bereits zehn verschiedene Varianten.

Auch ein Rock oder eine Hose in einer anderen Farbe, die zu Ihren beiden Blazern passt, erlaubt Ihnen diese Vielfalt.

Die nächste, äußerst beliebte Kombination ist die Jeans, denn es gibt kaum eine Farbe, zu der Sie eine Jeans nicht kombinieren können. Sie passt sowohl zu einem unifarbenen als auch einem gemusterten Blazer und wird mit den entsprechenden Accessoires leger oder auch sportlich elegant gestylt.

Perfekte Kombinationen

Blazer und Hose allein genügen natürlich nicht, wichtig ist auch das »Darunter«. Da Blusen, Pullis und Shirts nicht so teuer wie die Grundgarderobe sind, können Sie sich mit der Zeit mehrere Versionen zulegen, die Sie aber immer in Abstimmung mit Ihren Basics wählen sollten. Denken Sie jetzt nicht, das wäre langweilig und Sie müssten immer in den gleichen Farbzusammenstellungen auftreten. Ein graues Kostüm wirkt im Frühling mit hellen und frischen Farben kombiniert ganz anders als im Herbst, wenn Sie gedecktere Farbtöne für Blusen oder Pullis bevorzugen. Sie werden den großen Vorteil erkennen, dass Sie nicht mehr unzählige Hosen, Blazer und Röcke brauchen, es genügt eine hellere und eine dunklere Version. Ist das Material nicht zu voluminös, können Sie einen dunklen Anzug auch im Sommer mit hellen Accessoires tragen.

Mit der Zeit wird das Kombinieren Ihrer Garderobe ein Kinderspiel, und letztendlich sparen Sie viel Geld und viel Frust.

Blusen

Blusen oder auch Hemdblusen sind unverzichtbare Bestandteile in Ihrer Garderobe, denn sie ergänzen Rock oder Hose auf vielfältige Art und Weise. Allen voran der Klassiker, die Hemdbluse aus Baumwolle, die Sie mit Ausnahme des Wintertyps nicht in Reinweiß, sondern in Ihrem ganz speziellen Weiß erwerben sollten, also entweder mit einem bläulichen oder gelblichen Stich. Am bequemsten ist die Hemdbluse mit kleinen Seitenschlitzen, dann können Sie sie auch über einer Hose oder einem Rock tragen, vorausgesetzt, sie sitzt nicht zu eng. Die Kragenformen, Weiten und Längen werden ständig durch die aktuelle Mode variiert, aber wenn Sie eine Bluse mit nicht zu großem Hemdkragen, mäßiger Weite und Hüftlänge kaufen, haben Sie einige Jahre Freude daran.

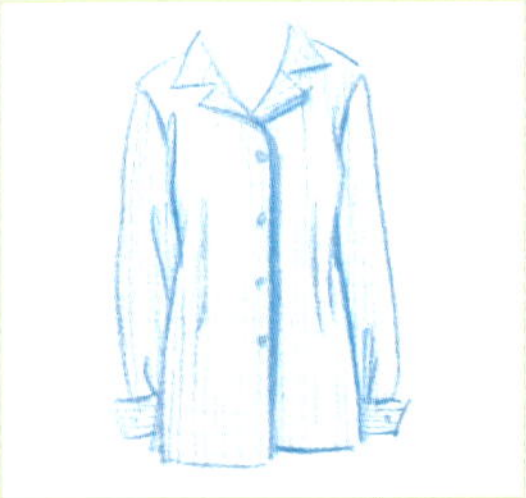

Feminine Details werten die klassische Bluse auf.

Mit der Zeit können Sie Ihren Bestand an Blusen ergänzen, indem Sie weitere Farben, passend zu Ihrer Grundgarderobe,

dazu kaufen. Besonders edel und elegant sind Hemdblusen aus Seide. Ihren höheren Preis machen sie durch Zeitlosigkeit wett. Bei umsichtiger Pflege können Sie diese jahrelang tragen. Gefällt Ihnen die Farbe einmal nicht mehr oder wird eine weiße Bluse durchs Waschen grau, können Sie sowohl Seide als auch Baumwolle ganz einfach in der Waschmaschine überfärben.
Eine Variante der Hemdbluse ist die so genannte Blusenjacke, die ähnlich wie eine Jeansjacke mit Bund gearbeitet ist. Sie lässt sich solo oder mit einem Shirt darunter vielseitig einsetzen, ist allerdings nur Frauen mit langen Beinen und schmalen Hüften beziehungsweise zierlichen Frauen zu empfehlen.

Shirts

Gerade im Sommer sind T-Shirts und ihre unzähligen Varianten der Renner bei den Oberteilen. Die Bezeichnung mit dem »T« entstand durch die ursprüngliche Form, die aus dem Mittelteil mit überschnittenen Schultern, das den Körper bedeckt, und gerade angesetzten Ärmeln bestand. Manchen Shirts sieht

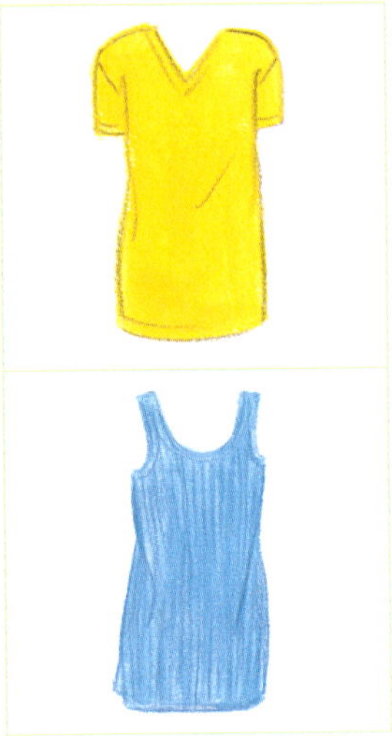

T-Shirts sind im Sommer ideale Freizeitbegleiter.

man diese Herkunft auf den ersten Blick nicht mehr an, denn die Designer kreieren unter dieser Bezeichnung mit großem Ideenreichtum Hemdchen mit oder ohne Ärmel oder Tops mit schmalen und breiteren Trägern. Da T-Shirts oft sehr preisgünstig sind, dürfen Sie ruhig zugreifen, denn sie lassen sich vielseitig einsetzen und kombinieren. Die Verwendung der verschiedensten Materialien bietet ein breites Feld im Bereich der Schnitte, Farben und Muster. Das ursprüngliche und noch immer am meisten verwendete Material ist Baumwolle, die durch Kunstfaserbeimischungen etwas größeren Trage- und Pflegekomfort bekommt. Die jüngste Neuerung ist Mikrofaser, die höchste Qualität und durch den glättenden Effekt äußerst angenehme Trageeigenschaften bietet.

Pullover

Egal in welcher Jahreszeit, Pullover brauchen Sie immer. In unseren Breitengraden passiert es auch schon einmal im Sommer, dass man, um den Sommerabend auf Terrasse oder Balkon genießen zu können, einen leichten Pullover überziehen muss.

Natürlich ist im Sommer ein Pulli aus Baumwolle oder Seide eher angebracht, für die kühleren Jahreszeiten empfiehlt sich Wolle oder das besonders edle Kaschmir. Dieses Garn wird sehr feinfädig verarbeitet, ist superweich, mollig wie Wolle und trotzdem nie erdrückend schwer. Der höhere Anschaffungspreis lohnt sich bestimmt.

Kratzige Wolle ist out, angesagt sind entweder edle und feine Naturfasern wie Merino oder ein Materialmix. Beimischungen von Kunstfasern sind heutzutage angenehm zu tragen und lassen sich überdies gut pflegen, meistens genügt eine Handwäsche.

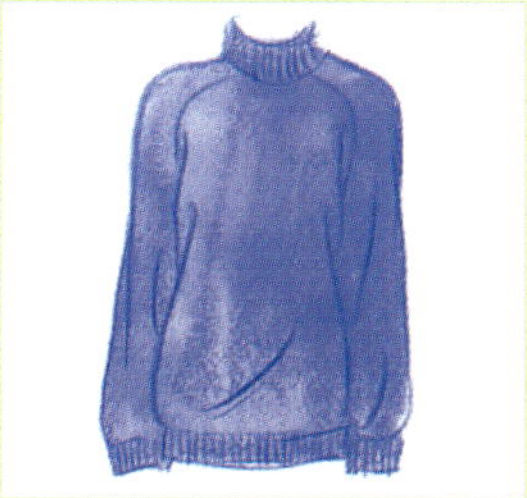

Ein Kaschmir-Kuschelpulli wird schnell zum Favorit.

Accessoires mit Pfiff

Jedes Outfit wird erst perfekt gestylt durch die Accessoires, sie sind das Tüpfelchen auf dem i. Mit ihrer Hilfe bestimmen Sie, ob Sie sportlich oder elegant in Erscheinung treten wollen. So bringen Sie Ihre Garderobe Ihrem Typ entsprechend modisch auf den neuesten Stand, und das mit wenigen Mitteln.

Tücher und Schals

Keiner vermutet, dass Ihre Bluse oder das Shirt schon mehrere Modesaisons hinter sich hat, wenn Sie es gekonnt mit einem Tuch oder Schal in einer gerade aktuellen Farb- und Musterkreation kombinieren. Das Argument, die Bindetechniken seien so schwierig, zählt nicht, denn mit wenigen Handgriffen ist ein Tuch schnell und attraktiv gebunden, wie wir nachfolgend beweisen möchten.

Besonders vielseitig sind 90 x 90 cm große oder noch größere Tücher, die Sie als Tuch, aber auch als Schal binden können. Schals sollten nicht zu schmal sein, eine Breite von 50 cm und eine Länge von mindestens 150 cm erlaubt mehr Bindevarianten.
Kleinere Nickitücher in 40 x 40 cm binden Sie einfach um den Hals, größere Tücher bis 160 x 160 cm legen sie in der Übergangszeit wärmend über einen Blazer oder den Mantel. Die Qualität richtet sich nach Ihrem Geldbeutel, empfehlenswert ist es, klassisch gemusterte Tücher und Schals aus Seide oder hochwertiger Wolle zu kaufen, sehr trendige Tücher in Farbe und Muster nehmen Sie lieber aus preisgünstiger Kunstfaser, die übrigens viel bessere Trageeigenschaften als früher hat. Es ist dann nicht so schmerzhaft, diese nach einer oder zwei Saisons mit den Altkleidern zu entsorgen.
Besonders gut eignen sich zum Tragen in Blazern und Blusen, aber auch über Pullis mit V-Ausschnitt in den nachfolgenden Techniken gewickelte Tücher. Bei der Webschlaufe schlagen Sie den Schal in der Mitte um, legen die Schlinge quer vor den Hals und die freien

Enden um den Nacken herum. Ein freies Ende durch die Schlaufe stecken. Dann die Schlinge etwas anheben und das zweite Schalende darunter durch auf die Oberseite ziehen (→ Abbildung unten).

Die andere Variante wird mit einem mindestens 90 x 90 cm goßen Tuch gebunden, das entlang einer Kante in 4 bis 5 cm breite Falten gelegt wird. Den gefalteten Schal um den Hals legen und ein längeres Ende um das kürzere schlingen. Die Enden ziehen Sie wie einen Fächer auseinander, Sie können auch noch eine Nadel hineinstecken.

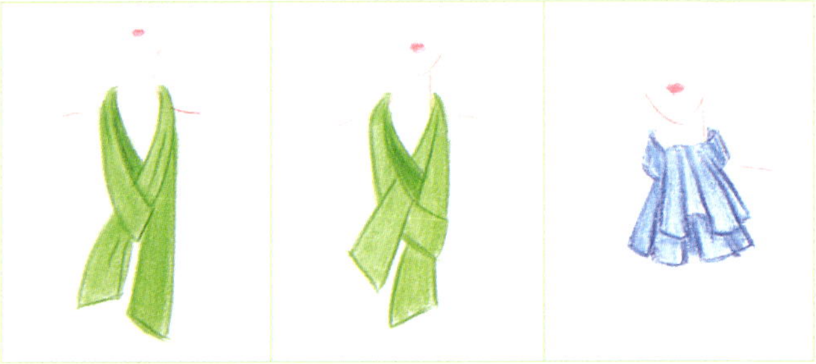

Links und Mitte: Die Webschlaufe eignet sich für schmalere Schals, der Fächer (rechts) für rechteckige Tücher.

Eine ganz einfache, aber äußerst wirkungsvolle und haltbare Bindetechnik ist der »Rollkragen«. Dafür falten Sie ein Tuch diagonal und legen das Dreieck vor den Hals. Die Zipfel ziehen Sie zum Nacken, überkreuzen sie dort und verknoten sie vorne über dem Tuch in der Halsgrube.

Taschen und Gürtel

Die Größe einer Handtasche richtet sich nach Ihren Bedürfnissen. Ist sie nur zum Aufbewahren von Lippenstift, Kamm, Geldbeutel, Schlüssel und Handy gedacht, kann das Maß eher kleiner sein. Möchten Sie aber auch einmal Ihre Unterlagen aus dem Büro transportieren, sollte sie größer als A4, das heißt mindestens 25 x 35 cm, groß sein. Glücklicherweise gibt es Handtaschen in vielen Varianten, angefangen von der kleinen Abendtasche bis zum riesigen Shopper. Ob mit Griff, Umhängeriemen oder gar als Rucksack, bleibt Ihren Vorlieben überlassen. Die Farbe sollte in jedem Fall auf Ihre Grundgarderobe abgestimmt sein. Möchten Sie die Tasche länger benüt-

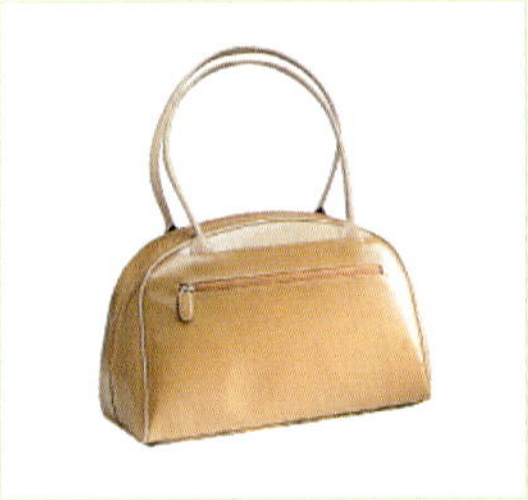

Glattes Leder in zeitloser Form passt zu jedem Typ.

zen, ist eine gute Verarbeitung und bestes Material wichtig. Dies muss nicht unbedingt Leder bedeuten, denn es gibt extrem strapazierfähige Taschen aus Nylon, die allerdings genauso teuer sind. Wischen Sie die Tasche ab und zu mit warmem Wasser sauber, zum Aufbewahren wird sie in ein Tuch oder Seidenpapier gewickelt und flach in eine Schublade gelegt.

Gürtel

In eine Hose oder einen Rock mit Gürtelschlaufen gehört unbedingt ein Gürtel, es sei denn, Sie tragen einen längeren Pulli oder ein Shirt darüber. Denken Sie immer daran, je breiter ein Gürtel ist, umso schlanker sollte die Taille sein. Die Farbe sollten Sie immer auf Ihre Grundgarderobe und, wenn möglich, auf Schuhe und Handtasche abstimmen. So sind Sie sicher, dass sich die Investition lohnt und Sie das gute Stück vielseitig einsetzen können.

Schuhe und Strümpfe

Es gibt wohl kaum eine Frau, die nicht ein besonderes Faible für Schuhe hat. Es ist aber auch zu verlockend, was die Designer in diesem Bereich jährlich neu entwerfen. Die Vielzahl der verschiedenen Modelle verführt dazu, möglichst viele Varianten zu erstehen. Noch größer wird die Qual der Wahl durch die Farben und Formen: spitz, gerundet oder gerade auslaufend, in Lack, Wild- oder Glattleder, Nylon oder Kombinationen der unterschiedlichsten Materialien

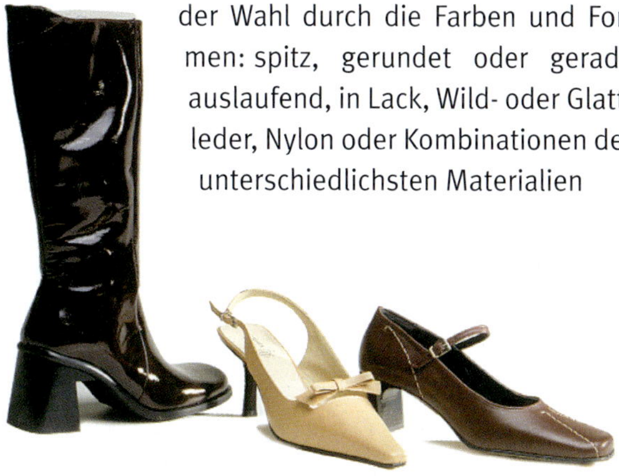

Für das Büro genügen zwei bis drei Paar gute Schuhe – Sandaletten und High-Heels können Sie privat tragen.

gearbeitet, und das noch in verschiedensten Modefarben! Hier gilt es einfach Ruhe und einen kühlen Kopf beim Kauf zu bewahren, denn abgesehen vom modischen Chic ist das wichtigste Kriterium, dass die Schuhe passen. Schließlich tragen Sie sie den ganzen Tag, und schmerzende Füße oder Blasen sind einfach unerträglich. Gehen Sie in diesem Punkt möglichst keine Kompromisse ein.

Für Reisen lohnt sich die Anschaffung eines Mini-Putzsets mit Bürste, Lappen und verschiedenen Cremes.

Gleich nach der Passform kommt die regelmäßige Pflege, denn ungepflegte Schuhe sind ein Graus. Personalchefs werfen bei Vorstellungsgesprächen automatisch immer einen Blick auf die Schuhe, denn deren Zustand verrät viel über den Charakter der Trägerin. Also vergessen Sie beim Kauf nicht, das passende Pflegemittel und Schuhspanner mitzunehmen, und lassen Sie abgelaufene Absätze oder Sohlen rechtzeitig beim Schuster reparieren. Zu Hosen und auch Röcken passen flache Slipper ebenso wie Schuhe mit mittleren Absätzen, in denen Sie auch den ganzen Tag gut laufen können. Vermeiden Sie Pumps oder gar Stöckelschuhe zu Jeans, das ist eine Sünde ersten Grades. Im Winter sind Stiefel und Stiefeletten wärmender als Schuhe, aber oft schnüren sie beim langen Sitzen etwas ein, und das Blut staut sich in den Beinen.

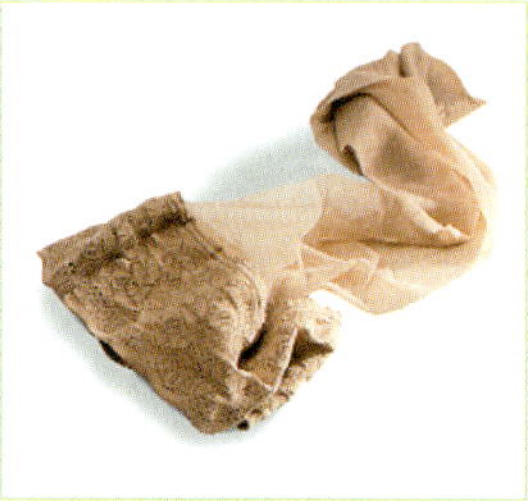

Halterlose Strümpfe sind im Sommer ein Plus.

Strümpfe und Strumpfhosen

Strumpfhosen oder Strümpfe mit Laufmaschen sind der Albtraum jeder Frau, wenn kein Ersatzpaar vorhanden ist. Deshalb gleich vorweg: Bewahren Sie immer Ersatz in einer neutralen Farbe im Schreibtisch, Handschuhfach des Autos oder in Ihrer Handtasche auf.

Die Entscheidung für Strümpfe mit oder ohne Halter oder Strumpfhosen bleibt Ihrer Vorliebe überlassen, wichtig ist, dass Sie sich wohl fühlen. Dazu gehört auch, dass sie ganz glatt auf der Haut liegen, keine Falten ziehen oder rutschen. Haben Sie erst einmal

Ihre Marke gefunden, bleiben Sie ihr treu, denn gut sitzende Strümpfe tragen zum Wohlgefühl entscheidend bei.
Socken aus Wolle oder Baumwolle gehören nur in Trainingsschuhe, auf keinen Fall in Slipper oder gar Pumps, was eine Zeit lang in Verbindung mit Jeans große Mode war. Die Betonung liegt auf »war«, haken Sie diese Modesünde einfach ab.

Brillen

Eine Brille prägt ganz entscheidend Ihr Erscheinungsbild, denn sie sitzt mitten im Gesicht. Die richtige Form und Farbe ist genauso wichtig wie die richtige Haarfarbe oder das Make-up. Eine Brille sollte zu Ihnen passen, als wäre es ein Teil von Ihnen selbst, sich also zum einen unterordnen, gleichzeitig dabei aber Ihre Farben betonen. Diese zwei Gegensätze unter einen Hut zu bringen, ist nicht immer leicht, aber zum Glück gibt es gut geschulte Optiker, die beratend und mit viel Geduld bei der Auswahl eines Brillengestells zur Seite stehen. Vergessen Sie auch

nicht, auf die richtige Farbe für getönte Gläser zu achten.
Die Form des Gestells stimmen Sie auf Ihre Gesichtsform ab, vermeiden Sie aber, die Form zu wiederholen, wählen Sie also keine runde Brille zu einer runden Kopfform und keine extrem kleine Nickelbrille zu einem großflächigen Gesicht.

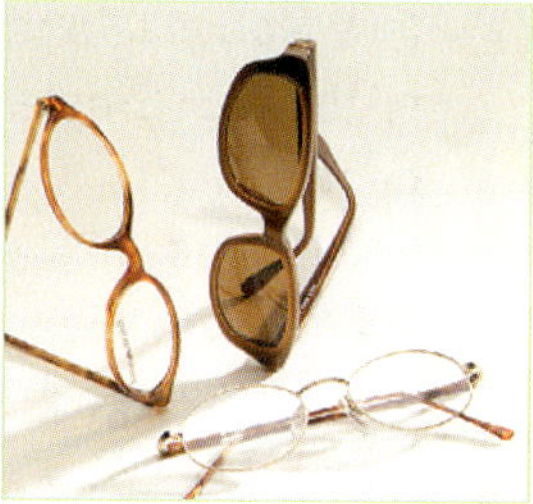

Brillengestelle und -farben für den Frühlingstyp.

Brillen für jeden Typ

Ob das Gestell aus Metall oder Kunststoff sein soll, hängt von Ihrem persönlichen Geschmack ab, achten Sie aber darauf, dass Frühlings- und Herbsttypen warme Metalle und Farben brauchen, während Sommer- und Wintertypen Rahmen aus kühlen Metallen und Farben aussuchen sollten. Frühlingstypen müssen auf helle,

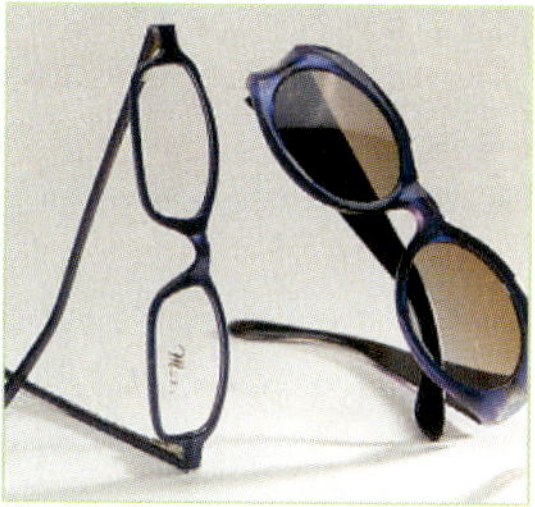

Brillengestelle und -farben für den Sommertyp.

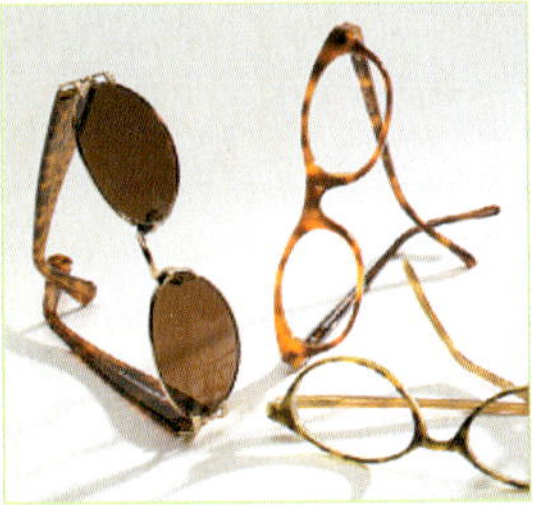

Brillengestelle und -farben für den Herbsttyp.

leichte Farben zurückgreifen, die Herbsttypen dürfen ihr eigenes Farbfeuer unterstützen. Sommertypen bleiben im pastellenen Bereich. Den Wintertypen sind die starken Kontraste vorbehalten, sie dürfen auch mal zu einem schwarzen Gestell greifen.

Das Gleiche gilt natürlich auch für Sonnenbrillen, hier kommt verstärkt die Farbe der Gläser hinzu. Silbrig verspiegelte Gläser sind nur für Sommer- und Wintertypen geeignet, für den Sommertyp darf das Silber nicht zu hell, sondern eher grau oder blau glänzen. Goldene Gläser sind für Herbsttypen am besten. Der Frühlingstyp sollte eher zu gelblichen oder orangebraunen Gläsern greifen. Bei einer normalen Brille bringen entspiegelte Gläser Ihre Augen besser zur Geltung.

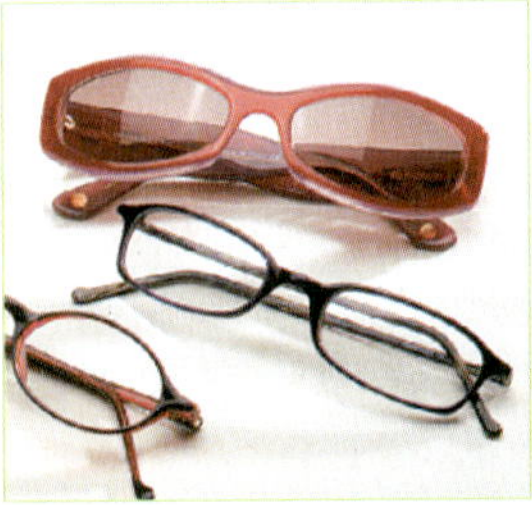

Brillengestelle und -farben für den Wintertyp.

Schmuck und Uhren

Fast jede Frau hat eine mehr oder weniger ausgeprägte Schwäche für Schmuck, wie Marilyn Monroe treffend besang: »Diamonds are a girl's best friend.« Natürlich müssen es nicht gleich Diamanten sein, schließlich gibt es Modeschmuck, der von echtem kaum zu unterscheiden ist. Allerdings, das muss man zugeben, ist guter Modeschmuck auch etwas teurer, und im direkten Vergleich zu Silber gibt es kaum noch eine echte Preisdifferenz.

Eine auffallende Anstecknadel, dezente Ohrstecker und eine hübsche Uhr genügen als Schmuck und Blickfang für den Tag.

Persönliche Akzente setzen

Gerade mit Modeschmuck können Sie Ihr Outfit auf den aktuellen Stand bringen, hier gilt aber, wie auch bei echtem Schmuck, »weniger ist mehr«. Lieber ein auffälliges Einzelstück, das ins Auge fällt, als den Eindruck vermitteln, man hätte sich mit allem, was das Schmuckköfferchen bietet, herausgeputzt. Eine schö-

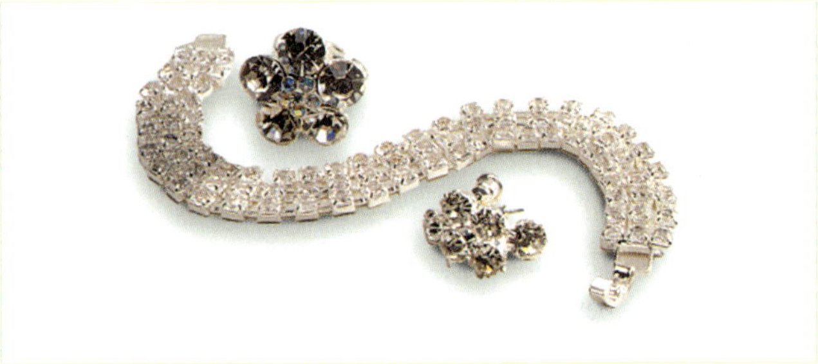

Ob Erbstück oder Modeschmuck: Funkelnde Ohrstecker und Armbänder machen mehr aus Ihrem Typ.

ne Hand wirkt nicht attraktiver, weil an jedem Finger drei Ringe sitzen; im Gegenteil, sie können die Haut unschön quetschen. Auch lenken mehrere Ketten in allen Farben und Längen nicht von ein paar Fältchen am Hals ab, sondern ziehen den Blick geradezu magisch dorthin. Betrachten Sie sich deshalb kritisch im Spiegel, wenn Sie Schmuck anlegen. Er soll ausschließlich einen schönen Akzent setzen und Ihren Stil, ob klassisch oder modisch, betonen.

Die Wahl der Farben und Materialien hängt davon ab, welchem Jahreszeitentyp Sie angehören. Schulen Sie hier Ihren Blick, denn es gibt kühles und warmes Gold, und Edelsteine können warm oder kalt funkeln. Uhren unterstreichen wie Schmuck Ihren ganz persönlichen Stil, und da die Anschaffungskosten hoch sein können, will die Wahl genau überlegt sein. Bei den Metallen des Uhrengehäuses gilt für die verschiedenen Farbtypen das Gleiche wie bei Schmuck. Die Form und Gestaltung der Uhr und des Bandes bleibt Ihrem Geschmack überlassen.

Der Schmuck des Frühlingstyps

Fein und zart wie dieser Frauentyp selbst sollte auch sein Schmuck wirken, denn alles, was schwer und flächig ist, würde ihn regelrecht erschlagen. Perlen in warmen Naturtönen, Schmuckstücke aus Elfenbein oder Korallen, die es in vielen Nuancen gibt, entsprechen den Farbtönen auf Ihrer Skala. Schön wirkt auch Bernstein, der selbst durchscheinend ist und bei dem viele bei-

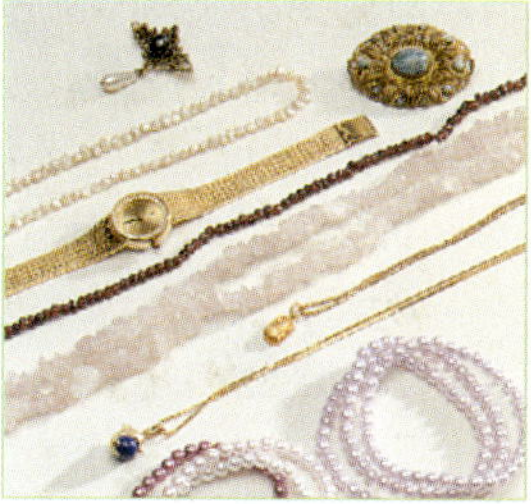

Ideale Schmuckkollektion für den Frühlingstyp.

ge-goldene Töne vertreten sind. Für Uhren und Schmuckstücke aus Metall kommt alles aus warmem Gelb- und Rotgold in Frage. Ringe und Ketten, aber auch die Uhr und Uhrbänder sollten sehr fein gearbeitet sein und nicht überladen wirken. Rotgold wurde früher häufiger als jetzt von den Goldschmieden verarbeitet, suchen Sie z. B. bei ererbten und geschenkten Schmuckstücken, ob sich nichts in dieser Art darunter befindet. Echt oder unecht ist nicht entscheidend, wichtig ist, das richtige Stück zu finden.

Der Schmuck des Sommertyps

Silber ist das Edelmetall für den Sommertyp, vor allem, wenn es schon etwas angelaufen ist. Aber auch Weißgold und das edle Platin unterstreichen diesen Typ. Von Gelbgold sollten Sie die Finger lassen. Perlenketten oder -ohrringe, aber auch Ringe mit einem Grau- oder Roséton passen gut zu der pudrigen Farb-

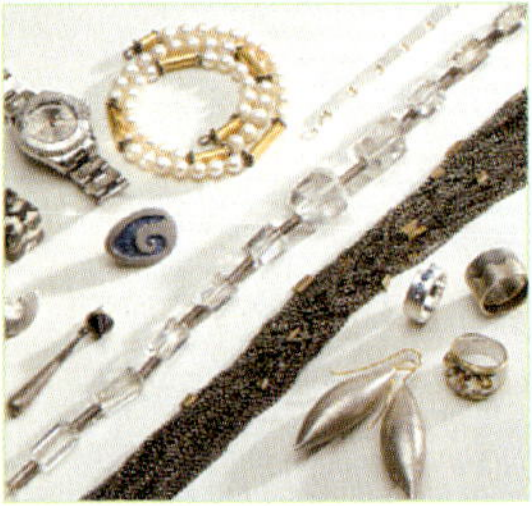

Der Sommertyp bevorzugt edlen, dezenten Schmuck.

skala des Sommers. Steine wie bläulich schimmernde Opale, graugrüne Jade, Rauchtopas, gräulicher Aquamarin und Rubine oder weinrote Granate lassen sich gut mit silberfarbenem Metall kombinieren, ganz egal, ob Steine und Metall echt oder unecht sind. Die Schmuckstücke dürfen zwar etwas größer als beim Frühlingstyp ausfallen, aber keinesfalls klotzig. Das gilt auch für Uhren. Entscheiden Sie sich für Gehäuse aus Silber bzw. silberfarbenen Metallen. Lederbänder sollten den Farbnuancen Ihrer Farbskala entsprechen, vermeiden Sie jedoch Schwarz.

Eine auffallende Anstecknadel, dezente Ohrstecker und eine hübsche Uhr genügen als Schmuck und Blickfang für den Tag.

Der Schmuck des Herbsttyps

Alle Naturmaterialien, die ebenso warm und golden wirken wie die Herbsttypen selbst, sind für Sie geeignet. Ketten aus goldgesprenkeltem Bernstein, Leder- und Federschmuck im indianischen Stil, überhaupt alles, was die Naturvölker herstellen, schmückt Sie und unterstreicht Ihren natürlichen Charme.

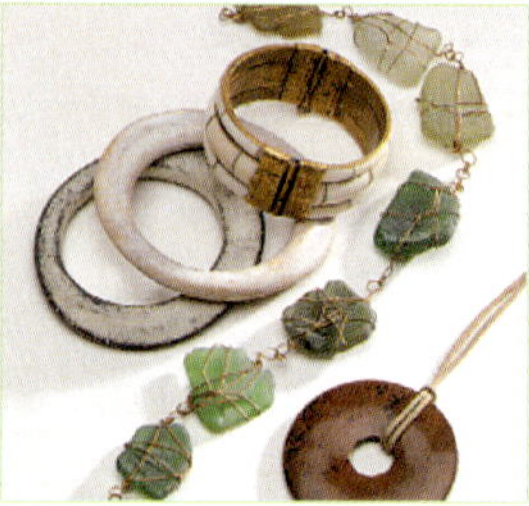

Dem Herbsttyp steht auch exotischer Naturschmuck.

Dabei dürfen die Herbsttypen auch ruhig zu großflächigerem Schmuck greifen, der an ihnen weniger bombastisch und überladen wirkt als an den Frühlings- und Sommertypen. Große tiefgoldene oder erdfarbene Steine, rote Korallen, goldener Topas und Jade, die eher gelb als grün wirkt, sind die Favoriten für den Herbsttyp. Beim Metall können Sie unter Gelbgold, Kupfer und Bronze wählen, nicht geeignet sind silberfarbene Metalle.

Das gilt auch für Uhren mit goldfarbenen Gehäusen, die besonders schön mit Lederbändern in warmen Brauntönen mit Haut und Haaren harmonieren.

Der Schmuck des Wintertyps

Je extravaganter und auffälliger, umso besser, ist die Devise bei der Wahl der Schmuckstücke des Wintertyps. Alles was glitzert und gleißt, aber selbst billiger Kunststoff als Anhänger, Ohrring oder Armband wirkt an ihm kostbar. Diamanten, Brillanten, Kristalle und jede Art von Strass, vorausgesetzt, die Farben stimmen, bringen diesen Frauentyp zum Strahlen, denn damit werden seine natürlichen Kontraste noch unterstützt.

Zierliche Schmuckstücke werden von Ihrer Erscheinung geschluckt, besser ist großflächiger Modeschmuck, selbstverständlich auch echter. Steine wie schwarzer Onyx, Hämatit, glänzende Jettperlen, tiefroter Rubin oder grüne Smaragde verstärken Ihre kontrastreiche Wirkung. Es dürfen ruhig mehrere Reihen Perlen sein – achten Sie bei aller Extravaganz jedoch darauf, nicht zu viele verschiedene Stilrichtungen zu mixen.

Bei Uhren dürfen Sie auch zu Herrenuhren greifen, die Gehäuse sollten, wie auch Schmuckstücke aus Metall, immer silberfarben sein, also aus Platin, Weißgold und Silber oder Edelstahl, niemals Gelbgold.

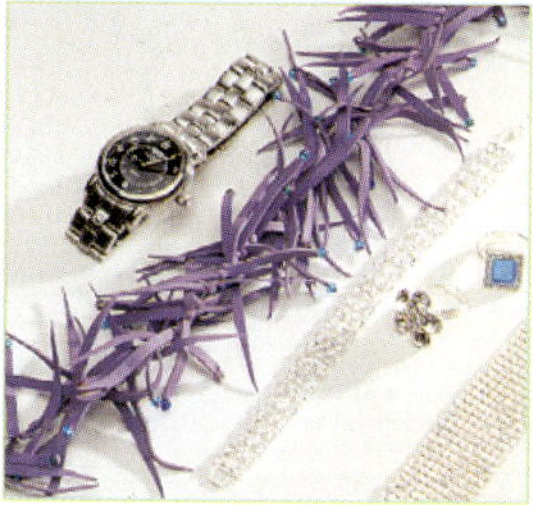

Ausgefallenere Schmuckstücke für den Wintertyp.

Konsequente Typgestaltung

Jede Frau hat die Möglichkeit, sich so zu verändern, dass sie sich selbst gefällt, und aus jeder Frau kann ein »Typ« mit einem ganz eigenen Stil werden. Wenn Sie sich zu einer Veränderung entschließen, dann ist es leichter, diese Schritt für Schritt umzusetzen, so können Sie sich auch langsam an Ihr neues Erscheinungsbild gewöhnen und immer wieder beurteilen, ob Ihnen das Zwischenergebnis gefällt oder nicht.

Figurprobleme bewältigen

Rar gesät sind die Frauen, die vollkommen mit ihrer Figur zufrieden sind, aber trösten Sie sich, denn auch Topmodels wie Cindy Crawford kennen »Ihre« Problemzonen. Mit ein bisschen Distanz betrachtet, sind die nicht so perfekten Dinge gerade die charakteristischen Merkmale, die eine Person ausmachen. Und wer legt eigentlich fest, was perfekt ist? Ihren gut gerundeten Po bezeichnen Sie als zu dick, andere würden ihn als »knackig« empfinden. Hören Sie auf, sich an und mit Modelmaßen zu messen, und fangen Sie an, Ihre positiven Eigenschaften zu betonen, dann schrumpfen Ihre kleinen Mängel alsbald auf Normalmaß.

Trennkost ist auch bei häufigen Geschäftsessen optimal, da Sie sie überall durchführen können.

Sind Sie überzeugt, dass Sie einige Kilos abnehmen müssen, dann fangen Sie sofort damit an. Aber nicht mit einer der Crashdiäten, die zwar eine schnelle Gewichtsreduzierung anvisieren, aber Ihre Gesundheit schädigen können und vor allem Ihr Gewicht im Yo-Yo-Effekt flugs wieder ansteigen lassen. Wirklich empfehlenswert, weil ausgewogen und über einen längeren Zeitraum durchzuhalten, ist hingegen die Trennkost.

Halten Sie nichts vom Abnehmen, bleibt Ihnen nur übrig, Ihre Figur so zu akzeptieren, wie sie ist, und die positiven Seiten herauszustellen. Lieber glücklich und rund als gefrustet und mager!

Das Plus-Minus-Konto

Am Anfang aller Veränderungen steht die Bilanz der Stärken und Schwächen Ihres Aussehens. Damit Sie herausfinden, wie Sie mithilfe dieses Büchleins Stärken betonen bzw. wie Sie Ihre kleinen Mängel aus dem Blickpunkt rücken können, müssen Sie schonungslos ehrlich mit sich selbst sein. Stellen Sie sich am besten unbekleidet vor einen großen Spiegel, und schreiben Sie auf einem Zettel Ihre Plus- und Ihre Minuspunkte auf. Vergessen Sie nicht die Pluspunkte, denn leider fällt es uns oft viel schwerer, diese zu bemerken als die leidigen Minuspunkte!

Machen Sie nicht den Fehler, sich heute mit Ihrem jüngeren Ich oder jüngeren Frauen zu vergleichen.

Hals, Busen und Dekolletee

Ist der Busen zu klein, leistet ein Wonderbra Abhilfe. Noch etwas mehr Oberweite erreichen Sie mit hautfarbenen Silikonkissen als Einlage, die Ihre eigene Körbchengröße bis zu zwei Stufen vergrößern. Bedenken Sie, dass Sie sich entsprechend größere BHs zulegen müssen. Haben Sie einen großen Busen, dann brauchen Sie einen perfekt geschnittenen BH, denn der verleiht auch eine schöne Form.

Kündigen sich an Hals und Dekolletee die ersten Fältchen an, dann haben Sie zwei Möglichkeiten: Entweder Sie stehen dazu und tragen weiterhin ausgeschnittene Kleidung, oder Sie verhüllen sich mit Tüchern oder hochgeschlossenen Blusen. Natürlich ist ein Rollkragenpulli im Winter perfekt, aber der sollte bei einem kürzeren Hals aus sehr feinem Strick sein, um nicht aufzutragen. Haben Sie einen eher langen Hals, dann darf der Rollkragen auch groß und voluminös ausfallen.

Ein großer Busen muss nicht versteckt werden – machen Sie ihn ruhig mit einem schönen Dekolletee zum Blickfang.

Taille

Ist Ihre Taille schmal, wunderbar. Betonen Sie sie unbedingt mit Gürteln und allem, was tailliert geschnitten ist. Ist die Taille nicht so schmal, dann probieren Sie doch mal aus, Ihre Oberweite entweder mit einem Bügel-BH zu betonen oder mit einem Wonderbra nachzuhelfen, denn mit diesen kleinen Tricks wirkt auch Ihre Körpermitte automatisch schmaler. Ist Ihre Taille eher üppig, machen Sie nicht den Fehler, nur noch »Wallekleider« zu tragen, denn die kaschieren nicht, sondern tragen nur auf und lassen Sie walkürenhaft erscheinen. Wählen Sie stattdessen gerade geschnittene Pullis und Blusen, Blazer und Jacken, und tragen Sie diese in Schichten übereinander. Vermeiden Sie blousonartige Oberteile, da diese wie wallende Kleider nur aufplustern.

Persönliche Reife drückt sich auch dadurch aus, zu seinem Aussehen in allen Punkten zu stehen.

Hüfte

Haben Sie wirklich breite Hüften, dann bleibt Ihnen nichts anderes übrig, als sie zu bedecken. Aber nicht mit zeltähnlich weit schwingenden Oberteilen, sondern besser mit lose fallenden Jacken und Blusen, die aus schweren, aber fließenden Stoffen gearbeitet sind. Hier sollten Sie wirklich auf Qualität und beste Verarbeitung achten. Tragen Sie ein gerade geschnittenes Kleid oder einen geraden Rock und darüber eine die Hüfte umspielende Bluse oder einen weich fallenden Blazer. Auch gerade geschnittene Hosen sind für dieses Problem gut geeignet, lassen Sie aber in jedem Fall die Finger von Bundfaltenhosen, die machen die Hüften optisch noch breiter. Oft haben Frauen mit üppigeren Hüften sehr schlanke Beine, sie sollten knapp knielange Röcke oder Hosen mit schmal geschnittenen Beinen tragen.

Beine

Empfinden Sie Ihre Beine generell als hässlich, weil die Knie zu eckig oder auch zu rund sind, die Waden zu muskulös, die Fesseln zu unförmig, die Oberschenkel zu dick und so weiter, dann tragen Sie einfach Hosen und lange Röcke. Aber vielleicht gibt es doch noch den einen oder anderen Hoffnungsschimmer, denn keine Frau erfüllt alle Punkte nur im negativen Sinn. Haben Sie ein paar Pölsterchen an den Oberschenkeln zu viel, aber dafür schöne Knie und

Waden, dann tragen Sie Röcke, die eine halbe bis eine Hand breit über dem Knie enden. Gefallen Ihnen die Knie nicht, dann sollte der Rocksaum in Kniemitte oder knapp darunter liegen. Tragen Sie Stiefel, um unschöne Waden zu verdecken, aber achten Sie darauf, dass sie Ihre Venen nicht einengen.

Frisur und Haarfarbe

Hier kann Ihnen nur ein guter Frisör eine optimale Veränderung empfehlen. Natürlich ist es nicht immer leicht, diesen zu finden. Fragen Sie Bekannte, deren Frisuren Sie gelungen und zu ihrem Typ passend finden, oder erkundigen Sie sich bei einer Kollegin, die ähnliches Haar hat, nach deren Frisiersalon. Nehmen Sie ruhig auch Fotos aus Zeitschriften mit zu einem Beratungsgespräch, denn dann erkennt der Frisör den Stil oder die gewünschte Richtung. Ist er wirklich gut geschult, wird er Ihnen ehrlich raten, was möglich ist und was

Ein gut geschulter Frisör verspricht Ihnen nicht das Unmögliche, sondern berät Sie ehrlich und fachmännisch.

nicht, denn haben Sie eher feines und dünnes Haar, lässt sich das zwar durch einen guten Schnitt etwas voluminöser gestalten, aber eine löwenartige Lockenmähne zu versprechen, wäre glatter Betrug. Schauen Sie sich auch im Salon die Frisuren der anderen Kundinnen an, hier verschaffen Sie sich einen persönlichen Eindruck, ob Sie in guten Händen sind.

Typgerecht und unkompliziert

Eine Frisur und die Haarfarbe sollten Sie nicht nur nach modischen Gesichtspunkten auswählen, in erster Linie muss beides bzw. das Gesamtergebnis zu Ihnen passen. Ein guter Frisör zeichnet sich dadurch aus, dass er Sie dahingehend berät, was Ihnen am besten steht und wie Sie gleichzeitig den beabsichtigten modischen Touch erreichen. Klären Sie auch vorab mit ihm, wie viel Zeit Sie täglich für Ihre Frisur aufwenden können und wie geschickt Sie selbst im Umgang mit Föhn und Bürste oder Wickler sind. Was hilft die am kunstvollsten gestylte Frisur, wenn Sie selbst nicht in der Lage sind, sie auch nur annähernd ähnlich zu föhnen?

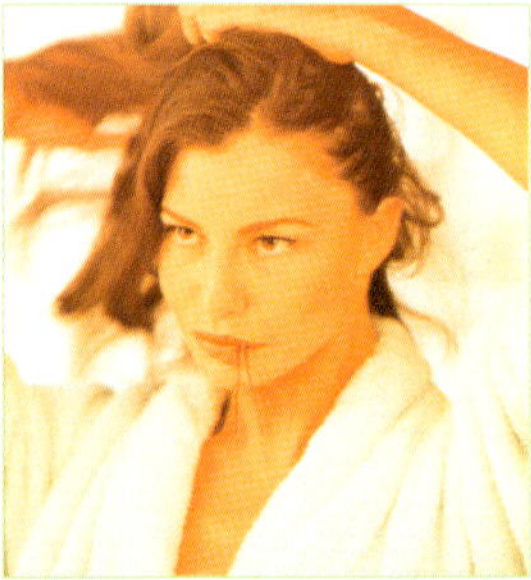

Schulterlanges, glattes Haar ist am wandlungsfähigsten.

Schnelles Styling

Lieben Sie Veränderung bei Ihrer Frisur, lassen Sie sich vom Frisör zeigen, was möglich ist. Föhnen Sie Ihre Haare normalerweise nur mit der Rundbürste, so wirkt die Frisur vollkommen anders, als wenn Sie Ihr Haar zur Abwechslung auf große oder auch kleine Wickler drehen und die Locken dann hochstecken oder ausgekämmt aufspringen lassen. Diese und noch andere Möglichkeiten lassen sich nicht nur in langen, sondern auch in kurzen Haaren realisieren, man muss nur wissen wie. Sofern sie nicht von Natur aus sehr dickes Haar haben, sieht ein kinn- bis schulterlanger Schnitt bei den meisten reiferen Frauen übrigens am besten aus.

Ist morgens die Zeit zum Haarewaschen zu knapp, binden Sie ein schönes Tuch in die Haare. Auch ein breites Haarband im Stil von Jackie O. wirkt Wunder, um leicht fettiges Haar zu kaschieren.

Die Haarfarbe schonend verändern

Die Haarfarbe zu ändern, ist ein ähnlich großer Schritt wie die Haare radikal kurz schneiden zu lassen. Sind Sie sich nicht sicher, probieren Sie es doch erst einmal mit Strähnchen. Die einzelnen Lichtreflexe, die Strähnchen in einer helleren Nuance Ihrem Haar verleihen, wirken meistens viel natürlicher als gleichmäßig gefärbtes Haar. Möchten Sie allerdings die ersten grauen Haare abdecken, dann hilft nur noch Tönen oder Färben.

Zeitgemäße, schöne Naturfarben garantieren selbst empfindlichen Haaren optimalen Schutz und Pflege.

Das Haarefärben sollten Sie vom Frisör ausführen lassen, denn er weiß am besten, wie bestimmte Farben mit Ihren Haaren reagieren: Haben Sie beispielsweise schon eine Dauerwelle, fällt das Farbergebnis ganz anders aus als auf Ihren Naturhaaren. Wollen Sie die Haare heller färben, dann werden den Haaren zuerst die Farbpigmente entzogen, um sozusagen Platz für die neuen, künstlichen Farbpigmente zu machen. Da es die Haare bei mehrmaliger Anwendung, die durch den nachwachsenden dunkleren Haaransatz alle vier Wochen erforderlich ist, sehr strapaziert, benötigen die Haare zusätzliche Pflege.

Vielleicht sollten Sie eine neue Farbe erst einmal mit einer Tönung ausprobieren, denn damit gehen Sie kaum ein Risiko ein. Mit allen Tönungsshampoos, -cremes oder Schaumtönungen können Sie Ihre Haarfarbe intensivieren oder eine neue Farbe, die dunkler ist, ausprobieren. Der Nachteil ist, dass sich die Farbe nach ungefähr fünf Wäschen verliert, was allerdings auch ein Vorteil ist, wenn Ihnen die Farbe nicht gefällt. Blondieren ist mit Tönungen nicht möglich.

Ob eine neue Farbe Ihnen wirklich steht und gefällt, lässt sich am besten mit einer auswaschbaren Tönung testen.

Haarfarben für den Frühlingstyp

Der Naturton der meisten Frühlingstypen ist hell- bis dunkelblond mit einem leicht rötlichen Stich. Sie können auch richtig rothaarig sein. Wenn Sie die Farbe ändern wollen, greifen Sie lieber zu auffrischenden Strähnchen.

Der Farbton sollte warm und golden sein, also kupferrot, goldblond, honigblond oder dunkelblond. Nuancen aus dem kalten Bereich wie Silber oder Mahagoni sind unvorteilhaft.

Haarfarben für den Sommertyp

Viele Frauen dieses Typs kritisieren ihre Haarfarbe als »Straßenköterblond«, andere als »mausig«. Dabei haben Sie einen schönen asch- oder silbrig blonden Schimmer, den Sie einfach nur verstärken müssen.
Lassen Sie sich ein paar silberblonde Strähnen ins Deckhaar einfärben, auch Platinblond macht sich gut. Und wenn es unbedingt ein Rotton sein muss, dann wählen Sie einen kühlen Ton wie Mahagoni oder Aubergine, aber niemals einen gelblichen oder orangeroten Farbton.

Haarfarben für den Herbsttyp

Selten brauchen die Haare jüngerer Herbsttypen eine Tönung oder Farbe, denn es wäre schade, ihre von Natur aus in allen Nuancen golden getönten Haare zu überfärben. Möchten Sie die Farbe intensivieren, so sind alle warmen Braun- und Kupfertöne bis hin zu Palisander für Sie geeignet. Wollen Sie mit Strähnchen Lichtreflexe setzen, dann wählen Sie ein warmes Goldbeige oder Goldblond.

Haarfarben für den Wintertyp

Eigentlich sollten die Wintertypen ihre Haarfarbe so belassen, wie sie ist, denn der natürliche Kontrast von Haarfarbe zur Haut steht ihnen einfach am besten. Jeder warme Farbton verfälscht das Gesamtbild, selbst wenn Sie zu den wenigen Blonden dieser Gruppe gehören. Müssen Sie trotzdem experimentieren, dann nehmen Sie immer kühle Farben, also die blonden Naturtöne silbrig-helle Töne und die dunkelblonden ein Aschbraun. Dunkelbraune Wintertypen sollten eher in Richtung Schwarz färben. Wollen Sie unbedingt rothaarig werden, bevorzugen Sie bläulich-rote Töne wie Mahagoni und Aubergine oder auch ganz extremes Violett.

Sommer- und einige Wintertypen sind die einzigen, die echtes Platinblond tragen können.

Reizvolle Akzente: Parfüms

Ein Parfüm ist das i-Tüpfelchen einer gepflegten, modischen Erscheinung und unterstreicht Ihren Typ, und zwar in zweifacher Richtung. Nach außen hin bewirkt Parfüm eine Bekräftigung der modischen Erscheinung, die von anderen wahrgenommen wird. Gleichzeitig wirkt es aber auch auf unser Innerstes, denn es verschmilzt sozusagen mit der Haut. Es nimmt dadurch Einfluss auf unsere Stimmung und unsere Selbstsicherheit.
Da wir das Parfüm nach Gefühl aussuchen, ist es ähnlich einer geheimen Botschaft – an uns selbst und an andere. Düfte kann man nicht erklären, sie lösen lediglich Stimmungen aus, und es wirken nicht die einzelnen Bestandteile eines Parfüms, sondern nur ihre Gesamtwirkung. Dieser Wirkung sind wir im schlimmsten Fall hilflos ausgeliefert, denn bei einem schlecht gekleideten Gegenüber kann man geflissentlich darüber hinwegsehen, aber da wir atmen müssen, sind wir zum Riechen gezwungen. Wer kennt die Situation nicht, einer zu stark parfümierten

Person im Restaurant oder im Lift zu begegnen, die einem im wahrsten Sinne des Wortes den Atem raubt. Deshalb ist Zurückhaltung in der Verwendung ein ganz entscheidender Punkt. Können Sie Ihr Parfüm nach einiger Zeit selbst nicht mehr riechen, dann fragen Sie eine Freundin, ob Sie zu viel oder zu wenig davon tragen. Die richtige Dosierung unterstreicht Ihre Erscheinung und setzt damit ein Highlight, es sollte keinesfalls als Wolke wahrgenommen werden, der sich niemand entziehen kann!

Die richtige Dosierung entscheidet darüber, ob Ihr Parfüm als angenehm empfunden oder Nase rümpfend wahrgenommen wird.

Das richtige Parfüm finden

Ein und dasselbe Parfüm riecht auf jeder Haut anders, denn jede Haut hat einen eigenen, unverwechselbaren Duft, und das Parfüm geht mit diesem eine Art chemische Reaktion ein. Deshalb sollten Sie folgende Tipps beim Kauf eines Parfüms beachten:

- Probieren Sie niemals mehr als vier Düfte hintereinander bzw. gleichzeitig aus.

- Lassen Sie sich am besten Proben der Düfte mitgeben oder auf die Haut aufsprühen, und schnuppern Sie zu Hause, da ist das Umfeld neutraler.
- Tragen Sie Parfüm nicht an einer Stelle auf, die vorher mit Creme oder Seife in Berührung kam, das würde den Geruch verfälschen.
- Notieren Sie sich, an welcher Körperstelle Sie welches Parfüm aufgesprüht haben.
- Achten Sie bei der Probe darauf, ob es sich um ein »Parfum«, »Eau de Parfum« oder »Eau de Toilette« handelt, denn manchmal unterscheiden sich die Düfte je nach Konzentration.
- Haben Sie das Parfüm aufgetragen, entwickelt sich nach zwei Minuten die Kopfnote, die den Geruch in den ersten Minuten bestimmt, nach fünf Minuten die Herznote, die sich verstärkt, und nach ungefähr 20 Minuten die so genannte Basisnote oder der Nachgeruch, der anhaltend zurückbleibt. Alle drei Stufen haben eine eigene Duftnote, die Ihnen in jedem Fall zusagen muss.

Beschränken Sie sich nicht nur auf ein Parfüm, wählen Sie mindestens eins für den Abend und eins für den Alltag.

Antwort auf einige Stilfragen

Bisher haben Sie viel über die passenden Farben, verschiedene Kleidungsstile und die Zusammenstellung mit Accessoires erfahren, aber nun stellt sich die Frage: Was ist das richtige Outfit für bestimmte Gelegenheiten? Nichts ist schlimmer, als wenn Sie mit einem atemberaubenden Abendkleid inmitten von anderen Gäste stehen, die sich in Kostüm und Anzug durchaus wohl zu fühlen scheinen. Overdressed ist wirklich schlimmer als underdressed, informieren Sie sich also vor einer Einladung bei den Gastgebern, welche Bekleidung gewünscht wird. Sind Sie ein Neuling in diesem Kreis, ist das eine gute Gelegenheit, sich vorab mit Ihren Gastgebern bekannt zu machen.

Zum perfekten Auftritt gehört die farbliche Feinabstimmung der Schuhe, der Handtasche, des Schmucks und des Make-ups.

Dresscodes

Auf vielen schriftlichen Einladungen ist ein so genannter Dresscode vermerkt, an den Sie sich bei der Wahl Ihrer Garderobe unbedingt halten sollten. Was steckt im Einzelnen hinter diesen Angaben?

»Casual«

Direkt übersetzt bedeutet der Begriff leger oder lässig und signalisiert, dass Sie sich nicht fein machen müssen. Das heißt aber nicht, dass der Jogginganzug angesagt ist. Vollkommen okay sind dagegen Jeans. T-Shirt, Bluse oder Pulli genügen; wenn Sie möchten, können Sie je nach Wetterlage noch einen Blazer oder eine hübsche Jacke dazu tragen. Modeschmuck setzt Akzente.

Turnschuhe gehören in die Sporthalle oder auf den Sportplatz, auch bei legeren Einladungen sind sie tabu.

»Sportlich elegant«

Auch bei einer Einladung mit diesem Dresscode sind Jeans erlaubt, aber unbedingt in Kombination mit einem Blazer, dazu eventuell im Sommer ein elegantes Top oder im Winter eine schöne Seidenbluse. Unabhängig von der Jahreszeit passt auch ein Twinset. Stimmig sind Hosenanzug oder Kostüm, kombiniert mit einem Pulli oder Shirt, wenn sie nicht zu businesslike aussehen. Flache Slipper oder Schuhe mit einem halbhohen Absatz ergänzen Ihr Outfit.

»Kleidung elegant«

Hier wird erwartet, dass sich die Gäste eleganter kleiden. Mit einem schicken Kostüm oder einem Hosenanzug in Kombination mit Seidentop oder Seidenbluse sind Sie bei diesen Anlässen perfekt angezogen. Sie dürfen auch etwas tiefer in die Schmuckschatulle greifen. Absolut top gekleidet sind Sie bei einer solchen Einladung mit dem » kleinen Schwarzen«. Wenn nicht vorhanden, ersetzen Sie es durch Rock und passendes Oberteil. Je nach Ihrem Farbtyp dürfen Sie natürlich alternativ zum reinen Schwarz Ihre dunkelste Farbe einsetzen.

Schicke Pumps und ein kleines Handtäschchen ergänzen den eleganten Look.

»Cocktailkleid«

Erhalten Sie eine Einladung mit diesem Hinweis, deutet das auf ein größeres Fest hin. Ganz klar, dass hier ein Cocktail- oder Abendkleid verlangt wird, dessen Länge sicherlich modeabhängig ist, aber in erster Linie von Ihnen selbst bestimmt wird. Pumps oder High Heels, Abendtäschchen und zum Wärmen eine Seidenstola oder ein Pashmina-Schal betonen Ihr Geschick, sich festlich zu kleiden.

»Abendkleid«

Je nachdem, aus welchem Anlass die Einladung erfolgt, wird entsprechende Kleidung erwartet. Sind Sie auch noch so elegant gekleidet, hier sind Sie nie overdressed. Werden Sie zu einer Abendveranstaltung geladen, dürfen Sie ein hoch elegantes und unbedingt langes Abendkleid tragen. Egal wie groß die Robe ist, hier können Sie keinesfalls übertreiben. Schmuck darf glitzern und glänzen,

Hier ist die große Robe gefragt. Besitzen Sie keine, dann leihen Sie sich bei einer Freundin oder in speziellen Geschäften ein entsprechendes Kleid.

natürlich abgestimmt auf den Stil Ihres Kleides. Ein aufwändiges Paillettenkleid oder eine reich bestickte Corsage benötigen natürlich keine Kette, dagegen verträgt ein hoch elegantes, aber schlichtes Kleid aus Samt oder Seide schon etwas mehr Schmuck im Ausschnitt. Ist es hochgeschlossen, dann lassen Sie Ohrringe blitzen. Abendtäschchen und High Heels sind hier ein absolutes Muss. Wenn Sie möchten, können Sie auch Schmuck im Haar oder lange Handschuhe tragen.

Erfolgt die Einladung mit diesem Dresscode zu einer Hochzeit, ist für Sie als Gast die Farbe Weiß absolut tabu. Aber auch die Trauerfarbe Schwarz bleibt im Schrank. Sie brauchen ein hoch elegantes Kostüm oder ein Kleid mit Mantel oder Jacke. Findet die Hochzeit im Hochsommer statt, so tauschen Sie Kostüm und Jacke gegen ein elegantes Sommerkleid, das Sie mit einer transparenten Stola ergänzen. Treten Sie aber keinesfalls in Konkurrenz mit dem Brautkleid. Denken Sie an passende Accessoires und Schmuck.

Eine Hochzeitsfeier bietet eine gute Gelegenheit, einen Hut zu tragen.

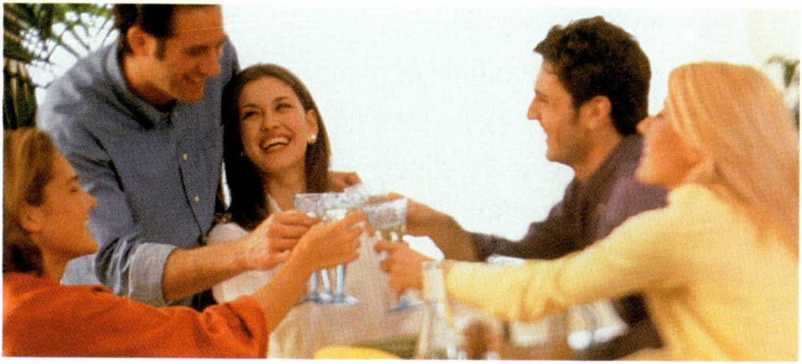

Bei Einladungen unter Freunden gibt es keinen Dresscode mehr – noch unsere Väter trugen auch dann Krawatte.

Erhalten Sie eine Einladung als Paar, dann ist es Sitte, den Dresscode an der Bekleidung der Herren auszurichten. »Kleidung elegant« heißt dann »dunkler Anzug«, »Cocktailkleid« gegen »Smoking« und »Abendkleid« gegen »Frack oder Cut«.

Offizielle und private Termine

Es gibt neben schriftlichen Einladungen auch nur mündlich ausgesprochene, die mehr oder weniger offizieller oder privater Natur sind. Manchmal verschwimmen jedoch die Grenzen dazwischen. Es gibt aber auch die täglichen Termine, die als solche gar nicht mehr richtig wahrgenommen werden. Betrachten Sie einmal Ihren Beruf als Termin, den Sie täglich einhalten. Wie sieht hier das passende Outfit aus?

Businesstermin

Wie Sie wissen, ist Qualifikation zwar wichtig, aber nicht alles. Denn Ihre gepflegte Erscheinung, Ihr auf so unaufdringliche wie selbstverständliche Art gutes Aussehen sind ausschlaggebend, wie Sie auf Ihr Gegenüber z. B. bei einem Einstellungsgespräch oder bei geschäftlichen Verhandlungen wirken. Sie sollten bei diesen Gelegenheiten nicht einen einzigen Gedanken daran verschwenden müssen, dass Ihre Füße wegen der zu engen Schuhe schmerzen oder dass der Rock vielleicht doch eine Hand breit zu kurz geraten ist. Echte Professionalität zeigt sich oft an Kleinigkeiten wie Fingernägeln.

Wenn Sie Extravagantes lieben, aber beruflich Uniform tragen müssen, leben Sie sich doch in Details aus: einer schicken Brille, einer modischen Frisur.

Im normalen Berufsalltag ist es aber auch von Vorteil, wenn Sie sich von dem üblichen Jeans-und-T-Shirt-Pool wohltuend absetzen. Nicht nur die Chefsekretärin, auch eine Sachbearbeiterin macht sich gut mit einem Kostüm. Fallen Sie neben Ihrer Leistung auch durch Ihr äußeres Auftreten positiv auf, so hilft das beim Sprung auf der Karriereleiter. Wichtig ist, dass Ihre Leistung und Qualifikation an erster Stelle stehen, unterstützt durch ein wohl durchdachtes, weder mausgraues noch zu auffallendes Outfit. Vor allem sollte niemand, weder Vorgesetzte noch Kolleginnen, einen zu tief geratenen Ausschnitt oder zu hoch gerutschten Rocksaum als Ihre Mittel zur Beförderung empfinden. Mit solch falschen Signalen disqualifizieren Sie sich nur selbst.

Ob Sie eher feminin-elegant oder sportlich auftreten, sollten Sie Ihren persönlichen Vorlieben gemäß entscheiden, damit Sie nicht »verkleidet« wirken.

Mit einem gut sitzenden Kostüm oder einer Blazer-Rock-Kombination sind Sie genau wie mit einem Hosenanzug immer perfekt gekleidet. Dazu tragen

Sie Bluse oder Pulli; ein Schal oder Tuch unterstreicht zusammen mit dezentem Modeschmuck Ihre Erscheinung. Die Schuhe sollten eher flach sein oder einen halbhohen Absatz haben, damit Sie den ganzen Tag problemlos auf den Beinen sein können.

Berufliche Abendtermine

Ein geschäftliches Abendessen erfolgt oft im Anschluss an die Arbeitszeit. Mit einigen wenigen, gut vorbereiteten Handgriffen stylen Sie Ihr Kostüm oder Ihren Hosenanzug um. Tauschen Sie Ihre Bluse gegen ein Seidentop oder ein Organzaoberteil. Der Schmuck darf auch etwas ausgefallener sein, und die flachen Schuhe wechseln Sie gegen hoch elegante Pumps. Vergessen Sie nicht, Ihr Make-up aufzufrischen und Ihren Lippenstift mitzunehmen.
Sind Sie zum Abendessen bei Ihrem Chef eingeladen, geht es nicht darum, Ihre weiblichen Reize zu präsentieren. Wählen Sie daher ein Kostüm oder ein Kleid mit Seidentuch, dazu unauffälligen Schmuck. Ganz klar ist, dass die Rocksaumlänge keinen Anlass zu Bedenken irgendwelcher Art geben sollte.

Theater und Konzert

Längst gibt es bei diesen Veranstaltungen keine Kleidervorschriften mehr, und manchmal ist man versucht, das zu bedauern. Denn die Zeit, die man damit verbringt, sich passend zu kleiden und zu stylen, stimmt vergnüglich auf den besonderen Anlass ein.

Es muss ja nicht die große Galarobe sein, die wäre sowieso bis auf wenige Ausnahmen nicht angebracht. Aber eine elegante Abendhose oder ein Seidenrock mit Oberteil, dazu Jacke oder Stola, Abendtäschchen und elegante Pumps bzw. Sandaletten im Sommer sind keinesfalls übertrieben. Auch Ihr Schmuck darf hier glänzen.

Beim abendlichen Make-up dürfen Sie auch zu dunkleren und schimmernden Farben greifen.

Ein Frühlingstyp schaut bei diesen Gelegenheiten einfach umwerfend aus in apricotfarbener Seide. Der Sommertyp überzeugt in Rauchblau, vielleicht kombiniert mit Spitze und hauchdünnem Organza, während der Herbsttyp in Messing erstrahlt. Der Wintertyp besticht in Knallblau und mit auffallend gemusterten Accessoires.

Die Autorin Heidi Grund-Thorpe, Modegrafikerin, Grafikdesignerin und Lehrerin, arbeitet seit mehreren Jahren im Kreativbereich für Frauenzeitschriften und Verlage. Sie hat bereits zahlreiche Bücher zum Thema Mode und Styling veröffentlicht.

Haftungsausschluss Die Inhalte dieses Buches sind sorgfältig recherchiert und erarbeitet worden. Dennoch kann weder die Autorin noch der Verlag für die Angaben in diesem Buch eine Haftung übernehmen.

Bildnachweis Alle Fotos Inge Ofenstein, München, mit Ausnahme von: Freundin, München: 2 (Pfander), 25 (Pan), 27 (Pfander) 31 (Pfander), 37 (Pan), 45 (Pan), 53 (Pan), 61 (Pfander); Image Bank Bildagentur GmbH, München: 124 (Ajbeszyc), 137 (Lockyer); Jump, Hamburg: 29 (Axelson)

Wir bedanken uns bei den Firmen Karstadt Oberpollinger, München, für die Bereitstellung der Accessoires, bei Kammermeier Optik, München, für Brillen und Sonnenbrillen, und bei artdeco, München, für Kosmetik- und Make-up-Produkte.

Impressum Es ist nicht gestattet, Abbildungen und Texte dieses Buches zu digitalisieren, auf PCs oder CDs zu speichern oder auf PCs/Computern zu verändern oder einzeln oder zusammen mit anderen Bildvorlagen/Texten zu manipulieren, es sei denn mit schriftlicher Genehmigung des Verlages.

Sonderausgabe für Droemersche Verlagsanstalt
Th. Knaur Nachf. GmbH & Co., München
© 2002 Verlagsgruppe Weltbild GmbH, Augsburg
Alle Rechte vorbehalten

Projektleitung: Friederike Lutz
Redaktion: agentur Z, Gesa Gunturu
Bildredaktion: Susanne Allende
Umschlag/Titelbild: Zero Werbeagentur, München
Illustrationen: I. O. Montana
Farbgrafiken: Heidi Grund-Thorpe
Innenlayout und Satz: KL-Grafik, München
Reproduktion: Uhl und Massopust, Aalen
Druck und Bindung: Offizin Andersen Nexö – ein Betrieb der INTERDRUCK Graphischer Großbetrieb GmbH, Leipzig

Gedruckt auf chlorfrei gebleichtem Papier

Printed in Germany – ISBN 3-426-66449-6

Stichwortverzeichnis